Neue Ergebnisse der Andrologie

Neue Ergebnisse der Andrologie

Vorträge und Diskussionsbemerkungen der
Herbsttagung der Nordwestdeutschen Gesellschaft für
Dermatologie und der Hamburger Dermatologischen Gesellschaft
in Hamburg vom 20.-22. November 1964

Herausgegeben von

Privat-Dozent Dr. Carl Schirren

Oberarzt der Universitäts-Hautklinik
Hamburg-Eppendorf

Mit 46 Abbildungen

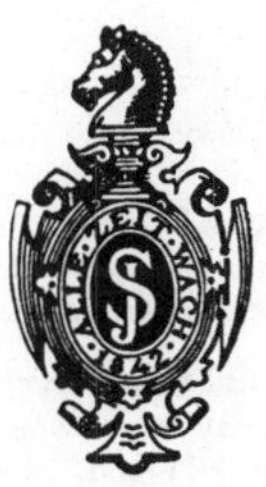

Springer-Verlag Berlin Heidelberg New York 1965

ISBN-13: 978-3-540-03377-6 e-ISBN-13: 978-3-642-87586-1

DOI: 10.1007/978-3-642-87586-1

Titel-Nr. 1294

Vorwort

Die Herbsttagung der Nordwestdeutschen Gesellschaft für Dermatologie und der Hamburger Dermatologischen Gesellschaft, die vom 20.–22. 11. 1964 unter der Leitung des Vorsitzenden beider Gesellschaften, Prof. Dr. Dr. J. KIMMIG, stattgefunden hat, hatte als Hauptthema „Neue Ergebnisse der Andrologie" gewählt. Sie ließ damit einen Zweig der Dermatologie zu Wort kommen, der in den letzten 10 Jahren überall in der Welt einen gewaltigen Aufschwung erlebte.

Unter „Andrologie" verstehen wir die Lehre von der Zeugungsfähigkeit des Mannes und allen damit zusammenhängenden Störungen. Dieser Begriff — von dem Gynäkologen HARALD SIEBKE geprägt — kann also gewissermaßen als Pendant zur Gynäkologie aufgefaßt werden. In Deutschland wird die Andrologie aus historischen Gründen vorwiegend vom Dermatologen betreut, da alle Geschlechtserkrankungen des Mannes stets von ihm behandelt werden. Das schließt aber nicht aus, daß auch die Fachvertreter aus Gynäkologie, Innerer Medizin und Urologie sich um die Andrologie bemühen und damit andrologisch wirksam werden. Die Andrologie nimmt also eine Sonderstellung in der Medizin ein, die zu einem Bruckenschlag zwischen den einzelnen Disziplinen in besonderem Maße geeignet ist. Das gilt auch für die Beziehungen der Andrologie zur Veterinärmedizin; denn durch sie hat die Andrologie viele wichtige Impulse erhalten, die sich für die moderne Fertilitätsdiagnostik beim Menschen fruchtbar ausgewirkt haben. Ebenso bestehen zur Anatomie, zur Pädiatrie, zur Psychologie und Psychiatrie enge Verbindungen, die sich aus den Besonderheiten dieser Fächer erklären.

So pflegt die Andrologie vielfältige Kontakte zu den verschiedenen Disziplinen der Medizin und bezieht diese in ihren eigenen Wirkungskreis ein. Sie schafft zwischen den Fächern ein verbindendes Element, das sich zum Wohle des Patienten auswirken muß. Unter diesen besonderen Gesichtspunkten ist das Tagungsprogramm zusammengestellt worden. Es bringt einen Überblick des augenblicklichen Standes unserer Erkenntnisse. Der vorliegende Bericht umfaßt außerdem die Diskussionsbemerkungen zu den verschiedenen Referaten. Er vermittelt dem Leser damit einen unmittelbaren Eindruck vom Verlauf der Tagung.

Hamburg, Dezember 1964 C. SCHIRREN

Inhaltsverzeichnis

Aus der Abteilung für Andrologie und Künstliche Besamung der Gynäkologischen Tierklinik
der Universität München (Leiter: Prof. Dr. W. Leidl)

Vergleichende andrologische Betrachtungen aus dem Gebiete der Veterinär- und Humanmedizin

Von

W. Leidl

Mit 2 Abbildungen

Allgemeiner Teil

Die vergleichenden andrologischen Betrachtungen aus dem Gebiet der Veterinär- und Humanmedizin sollen mit einem kurzen Abriß über Entwicklung und derzeitige Situation dieser Disziplin in der Veterinärmedizin eingeleitet werden.

Ähnlich wie in der Humanmedizin finden sich auch in der tiermedizinischen Literatur bereits in der 2. Hälfte des 19. Jahrhunderts vereinzelt Angaben über die Bedeutung der männlichen Sterilität, über die Bezeichnung bestimmter Funktionsstörungen und insbesondere auch schon Hinweise über die pathologische Beschaffenheit der Ejaculate und deren Bedeutung für die Unfruchtbarkeit. Durch die Herdenhaltung konnten sicher einige Zusammenhänge beim Tier leichter erkannt werden als beim Menschen.

So beschreibt Bass bereits im Jahre 1894 den Aspermatismus in der noch heute gültigen Definition, die Azoospermie unter Differenzierung der temporären von der permanenten Form und u. a. auch schon abnorme Veränderungen der Spermien als Ursache von Fruchtbarkeitsstörungen. Zur Charakterisierung der damaligen Lage sei seine Schlußfolgerung wörtlich zitiert: „Was nun die Diagnose der männlichen Sterilität anbelangt, so muß vor Allem wegen der Azoospermie neben einer gründlichen und sachgemäßen Untersuchung der männlichen Geschlechtsorgane ein großer Werth auf die mikroskopische Untersuchung der Samenflüssigkeit gelegt werden, und kann die Wichtigkeit dieses diagnostischen Hülfsmittels nicht genug betont werden."

In den folgenden Jahrzehnten werden zahlreiche Beobachtungen auf diesem Gebiet bei Mensch und Tier beschrieben und häufig in fast selbstverständlicher Weise im Sinne einer vergleichenden Medizin zitiert und diskutiert. Trotzdem muß Joël noch im Jahre 1953 feststellen, daß erst in den letzten 3 Jahrzehnten die gewonnenen Erfahrungen auf dem Gebiete der Spermienmorphologie, -physiologie und -biologie in den Dienst der Fertilitätsforschung gestellt wurden — eine Bemerkung, die sicher primär für die Verhältnisse beim Mensch gedacht war, aber im großen und ganzen auch für die Tiermedizin ihre Richtigkeit hatte, vielleicht mit der Einschränkung, daß die breite Anwendung dieser Kenntnisse etwas früher begann.

In der Veterinärmedizin hat die Andrologie durch die revolutionäre Entwicklung der künstlichen Besamung (K.B.) vielfältige Impulse erfahren. Diese neue Fortpflanzungsmethode trat in den ersten Jahrzehnten des 20. Jahrhunderts aus dem Experimentierstadium heraus und fand schnell Eingang in die Praxis der Tierzucht. In Deutschland begann die Ausbreitung der K.B. erst nach dem 2. Weltkrieg. Der breite Einsatz bei verschiedenen Haustieren hat einerseits, gewissermaßen als Nebenprodukt, neue Erkenntnisse geliefert und andererseits die Bearbeitung bestimmter Fragen zwingend notwendig gemacht.

Als Auswirkung dieser Entwicklung auf Forschung und Lehre kann aus der Situation der Bundesrepublik aufgeführt werden:

1. Eine im Vergleich zu anderen Fächern außerordentlich intensive Forschungstätigkeit auf dem Gebiet der Andrologie und K.B., wobei viele Randgebiete in diese Entwicklung einbezogen wurden.

2. Schaffung von Lehrstühlen für Andrologie und K.B. an zwei von 4 Tierärztlichen Fakultäten.

3. Einbau von Vorlesungen dieses Fachgebietes in das Studium der Tiermedizin.

Als selbständiger Zweig gehört die Andrologie in der Veterinärmedizin zu den jüngsten Kindern. Aus diesem Grunde ist über den Werdegang noch keine Aussage möglich. Meiner Meinung nach soll dieses neue Fach unter dem Leitgedanken der vergleichenden Medizin stehen. Gerade das subtile Gebiet der Fortpflanzung erfordert aus vielerlei Gründen, daß neue Erkenntnisse häufig zunächst beim Tier gewonnen werden müssen.

Spezieller Teil

Untersuchungen über die vegetative Steuerung männlicher Sexualfunktionen mit Hilfe von sympathicolytischen und parasympathicolytischen Pharmaka am Kaninchen und Eber[1].

Vor kurzem wurde bei der Behandlung der Hypertonie des Menschen mit dem Sympathicolyticum Guanethidin (ein Pharmakon, welches zweckmäßiger als neuronaler Sympathicushemmer bezeichnet würde), erstmals als Nebenwirkung eine Störung der Ejaculation beschrieben. Bei länger dauernder Verabreichung des Präparates trat zunächst eine Parvisemie auf, die sich in der Folge zu einer Asemie bzw. zu einem Aspermatismus steigerte. Gleichartige Beeinflussungen der Ejaculation wurden beim Eber und Bullen nach Verabreichung

Tabelle 1. *Entwicklung der künstlichen Besamung beim Rind in Deutschland (BRD)*

Jahr	Fortpflanzung durch K.B.	
	Zahl der Kühe 10³	% des Gesamtbest.
1945	0[1]	—
1952	664	10,3
1955	1267	20,3
1960	2671	32,1
1963	2332	35,8

[1] Schätzung.

Tabelle 2. *Stand der künstlichen Besamung beim Rind 1961—1963* (nach Y. Nishikawa)

Region	Fortpflanzung durch K.B.	
	Kühe 10⁶	% des Gesamtbest.
Europa	26,72	∼ 35,0
UdSSR	18,68	65,0
Nordamerika. . . .	8,74	∼ 35,0
Mittel- u. Südamerika	1,25	
Asien	2,52	
Afrika.	0,03	
Ozeanien	0,81	
Welt	58,76	

eines Parasympathicolytikums beobachtet. Die Auslösung gleicher klinischer Symptome sowohl durch ein Sympathicolytikum als auch durch ein Parasympathicolytikum erscheint zumindest überraschend, wenn nicht widersprechend. Aus

---

[1] Unter Mitarbeit von W. Biegert und W. Schefels.

diesem Grunde wurden zur Klärung der Auswirkung dieser Pharmaka auf die männlichen Sexualfunktionen Untersuchungen an Kaninchen und Ebern durchgeführt.

Material: Für die Versuche standen 35 geschlechtsreife Kaninchen mit einem Körpergewicht von etwa 3 kg und 6 mature Eber im Alter von etwa 7 Monaten (4 Tiere), und 3 Jahren (2 Tiere) mit einem Körpergewicht von etwa 200 kg (4 Tiere), und 350 kg (2 Tiere) zur Verfügung.

Als Sympathicolytikum fand Guanethidin (Ismelin) und als parasympathicolytischer Wirkstoff Diphenylpiperidinoäthylacetamid-Hydrochlorid (= Hoechst 9980) Verwendung[1].

Tabelle 3. *Versuchsanordnung bei den Ebern*

Versuchsperiode	Wochen	Zahl Eber	Zahl der Ejaculate		Dosierung
			pro Tier	insges.	
Vorkontrolle. .	6	6	12	72	—
Ismelin	9	6	18	108	25 mg—500 mg per os pro die
Nachkontrolle .	8	6	16	96	—
Hoechst 9980 .	4	6	8	48	0,1 mg/kg ante ejac.
Nachkontrolle .	2	6	4	24	—
Ismelin	etwa 2	1	6	6	600 mg iv.⎫ 400 mg sc.⎭ p.d.
Hoechst 9980 .	2	2	4	8	0,1 mg/kg pro die

Methoden und Versuchsanordnung: Am Kaninchen wurde der Einfluß auf Testes und Epididymides untersucht. Die Einteilung der Tiere erfolgte nach den Merkmalen Wurfgeschwister und/oder Gewicht in Paare, wobei in einigen Fällen ein Tier als Kontrolle für 2 „Paare" diente. Die Kontrolltiere blieben unbehandelt. Die Versuchstiere erhielten subcutan 10 mg Ismelin/kg Körpergewicht/Tag über 10 oder 40 Tage bzw. 0,5 mg Hoechst 9980/kg/Tag über 10 Tage. Die Gonaden wurden am 10. oder am 40. Tag nach Versuchsbeginn untersucht (s. Tab. 2). Wir bestimmten das Gewicht der Testes und Epididymides, die Zahl der Spermien in den Nebenhoden und die durchschnittlichen Durchmesser der Hodentubuli. Außerdem wurde der Keimepithelcyclus der Spermiogenese beurteilt (Einzelheiten s. Schefels). Von den Ebern wurde während der ganzen Versuchszeit, am Phantom mit einer künstlichen Vagina, in gleichen zeitlichen Abständen, wöchentlich zweimal je ein Ejaculat gewonnen und in der üblichen Weise untersucht. Die Ergebnisse der ersten 6 Wochen dienten als Kontrolle, anschließend wurde 9 Wochen lang Ismelin verabreicht. Nach einer achtwöchigen Nachkontrolle wurde 4 Wochen lang Hoechst 9980 appliziert und abschließend nochmals eine zweiwöchige Nachkontrolle durchgeführt (Tab. 3).

Anfangs erhielten die Tiere 25 mg Ismelin täglich per os, nach einer stufenweisen Steigerung um je 25 mg am Ende der zweiten Woche 50 mg, nach der 4. Woche 150 mg, nach der 6. Woche 250 mg, nach der 8. Woche 400 mg und nach der 9. Woche 500 mg. Ab der 4. Woche etwa war ein leichter Abfall des Blutdruckes zu registrieren, der trotz der höheren Dosierungen bis zur 9. Woche nicht weiter verstärkt wurde. Darüber hinaus wurden in Einzelversuchen größere Mengen Ismelin verabreicht. Die höchste Dosierung betrug bei einem Tier mit 250 kg Körpergewicht täglich 600 mg intravenös und 400 mg subcutan über 10 Tage (Ergebnisse in den Abbildungen). Der Blutdruck sank dabei um etwa 30% des Ausgangswertes.

Von dem Präparat Hoechst 9980 wurden jedem Tier 30 min vor der Ejaculation 0,1 mg/kg Körpergewicht subcutan injiziert. An zwei Tieren wurde zusätzlich der Effekt einer täglichen Verabreichung der gleichen Menge untersucht (s. Tab. 1 u. Abb.).

Um einen besseren Überblick über die Wirkungsweise der Pharmaka und dadurch vielleicht auch über die vegetative Steuerung der Genitalorgane zu bekommen, wurde im Ejaculat der Anteil eines Wirkstoffes nachgewiesen, der für eine Drüse spezifisch ist. Aus der Gl. vesiculosae wurde die Fructose nach Mann bestimmt, aus der Gl. prostatica der Chlorid-Gehalt nach Becher, aus den Gl. bulbourethrales das Gesamtsekret aufgrund seiner gelartigen Konsistenz durch Wiegen und aus den Epididymides Glycerylphosphorylcholin (GPC) nach

---

[1] Den Firmen Ciba und Hoechst sei für die Zurverfügungstellung der Präparate bestens gedankt.

Dawson, Mann und White (näheres s. Biegert). Außerdem wurden bei jeder Spermagewinnung als Maß für die Libido die sog. Reaktionszeit, das ist die Zeit vom Sichtbarwerden des Phantoms für das Tier bis zum Beginn der Kohabitation, und die Ejaculationsdauer gemessen.

Ergebnis: Weder das Sympathicolytikum (S) noch das Parasympathicolytikum (PS) rief beim Kaninchen eine nachweisbare Beeinflussung der Spermiogenese hervor. Der Phasenablauf im Keimepithelcyclus zeigte in Art und Intensität eine ungestörte Bildung von Spermien an. Die durchschnittlichen Durchmesser der Hodentubuli in den einzelnen Versuchsgruppen waren etwa gleich (Tab. 4).

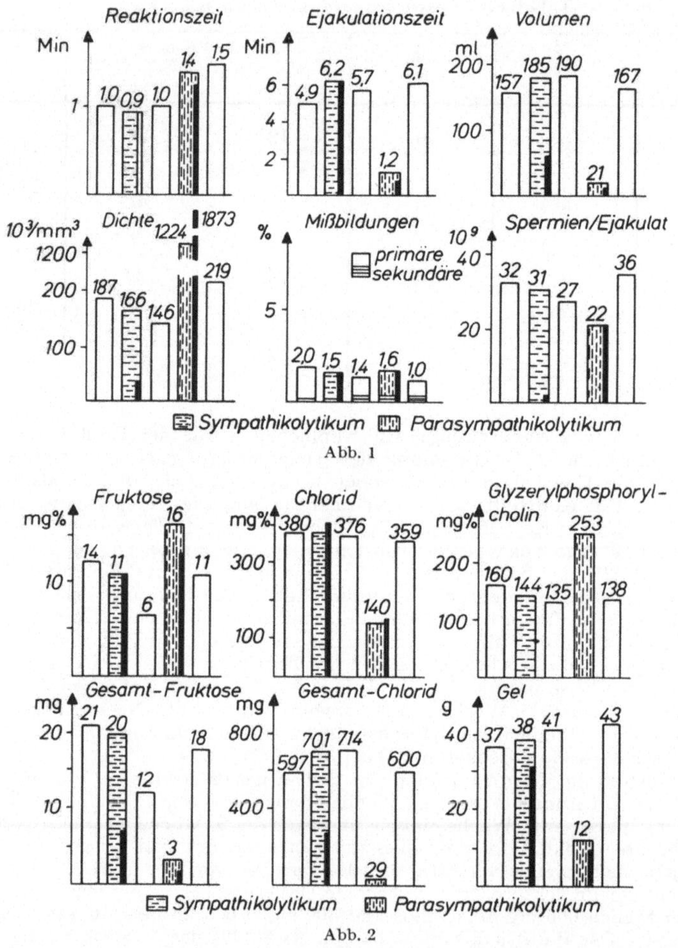

Zu Abb. 1 und 2. Mittelwerte der einzelnen Versuchsperioden. 1. Säule (von links) Vorkontrolle, 2. Säule „Ismelin", 3. Säule Nachkontrolle, 4. Säule „Hoechst 9980", 5. Säule Nachkontrolle. Die ausgezogenen Säulchen geben die Durchschnittswerte nach höherer Dosierung des Ismelins bzw. nach täglicher Verabreichung von Hoechst 9980 (s. Tabelle) an.

Das Hodengewicht war bei den beiden Gruppen, die 40 Tage nach Beginn des Versuches zur Untersuchung kamen, um fast 10% geringer als bei den Kontrolltieren. Der Unterschied war jedoch nicht statistisch gesichert. Damit liegt, nachdem das Germinativum unverändert war, die Vermutung nahe, daß die Gewichtsdifferenz durch eine Minderung des intertubulären Gewebes hervorgerufen wurde. Die Untersuchung des Interstitiums ist noch nicht abgeschlossen. Falls eine

Störung des endokrinen Anteiles der Testes nachweisbar sein sollte, müßte daran gedacht werden, daß bei längerer Applikation derartiger Pharmaka vielleicht sekundär das Germinativum doch betroffen werden könnte. Das Gewicht der Epididymides war bei den mit Ismelin behandelten Tieren deutlich erhöht. Wie die Zahl der Spermien in den Nebenhoden zeigt, wurde die Gewichtsdifferenz durch eine Samenstauung bedingt. Bereits beim Präparieren war eine pralle Füllung dieser Organe unverkennbar.

Bei den Ebern wurde durch das Sympathicolytikum in niedriger Dosierung das Volumen der Ejaculate leicht vergrößert und die Konzentration der Spermien etwas herabgesetzt, so daß die Gesamtzahl der Spermien pro Ejaculat fast unverändert blieb (Abb. 1). Bei hoher Dosierung trat eine drastische Reduktion

Tabelle 4. *Wirkung von Sympathicolytika und Parasympathicolytika auf die Gonaden beim ♂ Kaninchen*

Pharmaka	Tage nach Versuchsbeginn	n	Durchschnittliche Diff. der Paare			
			Testes		Epididymides	
			Gew. g	Tub. $\varnothing$[5] mm	Gew. g	Sper. -10^6
Ismelin[1] . .	10	4	—0,08	—0,36	—	+ 181 [3]
	40	5	—0,29	+0,03	+0,26 [3]	+863 [4]
Hoechst 9980[2]	10	6	+0,07	—0,25	—	+ 48
	40	7	—0,24	+0,19	+0,02	— 43

[1] 10 mg/kg KGW s.c. 10 bzw. 40 Tage
[2] 0,5 mg/kg KGW s.c. 10 Tage.
[3] P = 0,06 —0,08.
[4] P $\leq$ 0,05
[5] bei 50 $\times$ Vergrößerung.
n = Zahl der Paare.

dieser Merkmale ein. Das „Gel" aus den Gl. bulbourethrales wurde im Vergleich zu den Kontrollen in unveränderter Menge ausgeschieden, d. h. daß bei dem verminderten Ejaculatvolumen nach hoher Dosierung des S der relative Anteil des Gels von normalerweise etwa 25% am Gesamtejaculatvolumen auf 50—60% anstieg (Abb. 2). Die Konzentration des Glycerylphosphorylcholins (nach hoher Dosierung nicht bestimmt), der Fructose und des Chlorids blieb bei beiden Dosierungen unverändert. Bei hoher Dosierung kam es mit der Verminderung des Ejaculatvolumens zu einer Reduktion der ausgeschiedenen Gesamtmenge.

Das Parasympathicolytikum verursachte bei beiden Dosierungen gleichartige Veränderungen; sie waren nur bei der täglichen Verabreichung noch stärker ausgeprägt. Das Ejaculatvolumen wurde reduziert, die Konzentration der Spermien stieg gewaltig an, so daß die Gesamtzahl der Spermien pro Ejaculat nur wenig erniedrigt war. Die Konzentration des Chlorids und die „Gel"-Menge waren vermindert, während die Fructose- und Glycerylphosphorylcholin-Konzentration erhöht waren. Die insgesamt ausgeschiedene Menge der beiden zuletzt genannten Wirkstoffe war jedoch, bedingt durch das geringe Volumen der Ejaculate, trotzdem kleiner als bei den Kontrollen.

Unbeeinflußt blieb bei beiden Pharmaka der Anteil an primären und sekundären Mißbildungen der Spermien. Ebenso schwankte die Reaktionszeit während der S-Verabreichung in den üblichen Grenzen. Während der Verabreichung des PS kam es zu einer geringfügigen Verlängerung der Reaktionszeit, die auch noch eine gewisse Zeit während der Nachkontrollen zu beobachten war. Die Gesamtdauer der Ejaculation war durch das Sympathicolytikum auch nach hoher Dosierung, trotz der kleinen Ejaculatmenge, etwas verlängert, beim Parasympathicolytikum sehr stark verkürzt.

Alle durch die Pharmaka bewirkten Erscheinungen waren reversibel; in der Regel wurden die Normalwerte selbst nach extremen Veränderungen des Ejaculates gleich nach dem Absetzen des Medikamentes wieder erreicht. Eine Ausnahme bildeten nur die Dichte der Spermien und die Fructosekonzentration nach dem Absetzen des Ismelins; Normalwerte traten erst wieder gegen Mitte der Nachkontrollperiode auf.

Diskussion: Nach Verabreichung des PS war beim Kaninchen an Hoden und Nebenhoden keine Beeinflussung nachweisbar. Die durch das S hervorgerufene Samenstauung in den Nebenhoden entspricht den Beobachtungen von Cross und Glover, Simeone und Hodson beim Kaninchen und Meerschweinchen nach Resektion des N. hypogastricus. Demnach ist ein sympathischer Anteil des vegetativen Nervensystems für den Transport der Spermien durch den Nebenhoden und evtl. auch für die Ausschüttung in die Ductus deferentes verantwortlich.

Für die Untersuchungen über die vegetative Steuerung der Ejaculation wurde der Eber als Versuchstier gewählt, weil bei dieser Species die Ejaculation durch Friktion ausgelöst wird und fraktioniert erfolgt, das Gesamtvolumen eines Ejaculates 150—260 ml beträgt und daher auch für zahlreiche Bestimmungen ausreichendes Substrat liefert, die Ejaculation einige Minuten dauert, so daß Beeinflussungen des zeitlichen Ablaufes gut festzuhalten sind, und die physiologischen Werte von Ejaculat und Sekreten der akzessorischen Geschlechtsdrüsen weitgehend bekannt sind.

Der Einfluß des S und PS auf die Ejaculation muß unter dem Gesichtspunkt des Dosiseffektes betrachtet werden. Die hohe Dosierung des S führte zu einer Reduktion des Spermavolumens, jedoch ohne Veränderung in der Zusammensetzung der aus den akzessorischen Geschlechtsdrüsen stammenden Anteile des Ejaculates. Nur die verminderte Anzahl an Spermien zeigte eine spezifische Funktionsminderung *eines* Abschnittes der männlichen Genitalorgane, und zwar der Nebenhoden, an.

Die trotz des reduzierten Ejaculatvolumens etwas verlängerte Ejaculationszeit weist darauf hin, daß bei genügend hoher Dosierung eines S die Ejektion erschwert ist bzw. verhindert wird. Bei niedriger Dosierung des S war neben einem geringgradig vermehrten Ejaculatvolumen, wie es sonst nach Pilocarpinverabreichung beschrieben wurde, nur mehr eine Verminderung der Spermienzahl zu beobachten.

Im Gegensatz dazu kommt es nach Verabreichung eines PS neben der Verminderung des Volumens auch zu einer Änderung in der Zusammensetzung des Ejaculates. Bei Verabreichung des PS jeweils kurz vor der Ejaculation sind die Sekrete der Gl. vesiculosae und Gl. bulbourethrales relativ vermehrt, während der Anteil der Gl. prostatica praktisch eliminiert ist. Bei täglicher Verabreichung des PS wird an der Beschaffenheit des Ejaculates eine Sekretionshemmung aller akzessorischen Geschlechtsdrüsen erkennbar. Die Dichte der Spermien (Konzentration pro Volumeneinheit) verhält sich etwa umgekehrt proportional zum Volumen, d. h. daß die Abgabe der Spermien aus den Nebenhoden ungestört vor sich geht. Die Dauer der Ejaculation ist, wahrscheinlich durch die geringe Menge an Seminalplasma, stark verkürzt. Die Verlängerung der Reaktionszeit dürfte sekundär bedingt sein. Die Trockenheit der Schleimhäute und die dadurch ausgelösten unangenehmen Sensationen können über das Erinnerungsvermögen bei einzelnen sensiblen Tieren die Libido beeinträchtigt haben.

Zusammenfassung

Sowohl durch ein Sympathicolytikum als auch ein Parasympathicolytikum kann eine Parvisemie und bei entsprechend hoher Dosierung auch ein Aspermatismus hervorgerufen werden. Der Wirkungsmechanismus für das Zustandekommen des gleichen klinischen Symptoms ist jedoch verschieden. Beim Sympathicolytikum steht die Hemmung der Ejaculation im Sinne einer Transportstörung und die verminderte Abgabe der Spermien aus den Nebenhoden im Vordergrund. Beim Parasympathicolytikum kommt es zu einer Unterdrückung der Sekretion der akzessorischen Geschlechtsdrüsen, wobei die Drüsen ohne Speicherungsfähigkeit für das Sekret stärker oder schon bei niedrigerer Dosierung betroffen werden als die anderen. Die Ejektion der Spermien aus den Nebenhoden bleibt dabei unbeeinflußt, so daß es durch die Reduktion des Ejaculationsvolumens zu einem Ansteigen der Dichte der Spermien kommt.

Eine direkte Beeinflussung der Libido und eine Störung der Spermiogenese waren nicht nachweisbar.

Literatur

Allgemeiner Teil

BASS, E.: Die Sterilität der größeren Hausthiere. Dtsch. Z. Thiermed. Path. 20, 147 (1894).

JOËL, C. A.: Studien am menschlichen Sperma. Basel: Verlag Schwabe & Co. 1953.

NISHIKAWA, Y.: Der gegenwärtige Stand der Künstlichen Besamung landwirtschaftlicher Nutztiere in der Welt. Tierzüchter 16, 665 (1964).

Spezieller Teil

BECHER, G.: Harndiagnostik. Jena: Verlag Fischer 1961.

BIEGERT, W.: unveröffentlicht.

BREST, A. N., u. Mitarb. (1962): Zit. n. KIESSLING u. HUHNSTOCK.

CERLETTI, A., u. M. TAESCHLER: Pharmakologie des vegetativen Nervensystems. In: Physiologie und Pathophysiologie des vegetativen Nervensystems. II, 799. Pathophysiologie von M. MONNIER. Stuttgart: Hippokrates-Verlag 1963.

CROSS, B. A., u. TH. D. GLOVER: J. Endocr. 16, 385 (1958)

DAWSON, R. M., T. MANN and J. G. WHITE: Biochem. J. 65, 627 (1957).

DOEPFMER, R.: Das Ejakulat. In: Fertilitätsstörungen beim Manne, von H. SCHUERMANN u. R. DOEPFMER. Berlin-Göttingen-Heidelberg: Springer-Verlag 1960.

DZIUK, P. G.: J. Anim. Sci. 18, 1554 (1959).

—, and T. MANN: J. Reprod. Fert. 5, 101 (1963).

HODSON, N.: J. Reprod. Fert. 7, 113 (1964).

KIESSLING, W.: Differentialdiagnose und Ätiologie des Aspermatismus. Beiträge zur Fertilität u. Sterilität. 6. Folge. Stuttgart: Verlag F. Enke 1964.

—, u. K. HUHNSTOCK: Klin. Wschr. 41, 948 (1963).

MANN, T.: Biochem. J. 40, 481 (1964).

SCHEFELS, W.: unveröffentlicht.

SIGNORET, G. P.: Ber. 5. Int. Kongr. über die tierische Fortpflanzung und Künstliche Besamung. Trient III, 532. 1964.

SIMEONE, F. A.: Amer. J. Physiol. 103, 582 (1963).

Aussprache

Herr KIESSLING (Heidelberg):

Wie steht es mit der praktischen Anwendung der von Ihnen vorgetragenen tierexperimentellen Ergebnisse auf die Verhältnisse beim Menschen? Ich habe vor einigen Jahren über den Guanethidin-Aspermatismus berichten können und war damals der Auffassung, daß das Guanethidin eine Hemmung der Prostata- und Bläschendrüsensekretion bedingt. Aus den Angaben von Herrn LEIDL geht allerdings hervor, daß das Guanethidin mehr eine Ejaculationsverzögerung verursacht. Es ist daher zu überlegen, ob man dieses Medikament z. B. bei der Ejaculatio praecox zum Einsatz bringen kann. Außerdem hätte ich gern die Frage beantwortet, wie es mit der Verwendung derartiger Substanzen als sog. männliche Anti-Baby-pille steht?

Herr LEIDL (München):

Für die therapeutische Anwendung würde ich folgende Schlußfolgerung ziehen: Für die Behandlung der Ejaculatio praecox ist zweifellos ein Sympathicolyticum besonders geeignet, das keine allzu großen Nebenwirkungen aufweist. Für die Behandlung der Multisemie eignet sich besser ein Parasympathicolytikum. Zu Ihrer Frage nach der Spermiogenesehemmung kann ich sagen, daß ein derartiger Effekt von diesen Medikamenten nicht zu erwarten ist. Derartige Effekte treten erst bei toxischen Dosen auf.

Aus dem Anatomischen Institut der Universität Hamburg
(Direktor: Prof. Dr. Dr. E. Horstmann)

Die Elektronenmikroskopie der menschlichen Spermatozoen und des menschlichen Ductus epididymidis

Von

E. Horstmann

Mit 18 Abbildungen

I. Die Elektronenmikroskopie der menschlichen Spermatozoen

Die Verschmelzung der Geschlechtszellen dient der Neukombination von genetischen Informationen und ist der Startschuß zur Entwicklung eines Individuums. Das Spermatozoon hat dabei die Aufgabe, die Eizelle aufzusuchen, deren Oberflächenstrukturen zu überwinden und das väterliche Genom an die Eizelle abzuliefern. Dem Aufsuchen dient der Bewegungsapparat, der Schwanz und das Mittelstück. Die Oberfläche der Eizelle wird mit Hilfe des im Kopf gelegenen Acrosoms überwunden, und der Kern enthält das dicht gepackte genetische Informationsmaterial.

Der Kopf ist im ganzen abgeplattet, die Spitze stärker als der basale Teil (Abb. 1). Die Abflachungsebene ist nicht beliebig, sondern steht in bestimmter Beziehung zu den Strukturen des übrigen Spermatozoons. Der Kern, welcher die Hauptmasse des Kopfes bildet, ist von einer doppelten Kernmembran umgeben, die während der Spermiogenese zahlreiche Kernporen besitzt, aber am reifen Spermatozoon ohne Unterbrechung den Kern überzieht. Die äußere Kernmembran ist am Halsansatz zu einer Platte verdickt. Der Kern nimmt nur ein verhältnismäßig kleines Volumen ein. Während der Spermiohistogenese wird das Karyoplasma durch Abgabe von Flüssigkeit sehr stark konzentriert. Bei dieser Konzentrierung bilden sich kleine Kugeln, die immer näher aneinanderrücken, bis sie schließlich konfluieren. Dabei entsteht vorzugsweise in der Spitze häufig eine chromatinfreie Vacuole. Die Stoffabgabe aus dem reifenden Kern erfolgt polar in Richtung auf das Mittelstück (Abb. 2). Im basalen Kernpol sammeln sich Blasen von Kernflüssigkeit an, die an das Cytoplasma abgegeben werden (Abb. 3). Der Vorgang wird als Kondensation des Karyoplasmas bezeichnet (Abb. 4).

Die starke Kernkondensation muß in der Eizelle durch Kernquellung wieder aufgehoben werden, bevor die Chromosomenbildung einsetzen kann. Die Bedeutung der Konzentration des Kernmaterials könnte darin liegen, daß der Kopf sehr klein gehalten werden kann und weniger Transportschwierigkeiten macht, als ein großer Kopf. Die höhere Dichte des Chromatinmaterials gibt ihm außerdem größere Festigkeit. Möglicherweise ist die Kondensation auch ein Mittel, den Kernstoffwechsel herunterzudrücken. Für eine Minderung des gesamten Stoffwechsels spricht auch, daß der Golgikomplex, das endoplasmatische Reticulum und die Ribosomen im Cytoplasma der reifen Spermatozoen vollständig fehlen.

Die stärker abgeflachte Kernspitze ist vom Acrosom überzogen. Das Acrosom entsteht in der Spermiogenese früh als eine Bildung des Golgikomplexes. Es ist zunächst eine Vacuole, die sich der Kernmembran im Bereich der späteren Kopfspitze anlegt und in die hinein vom Golgifeld aus Stoffe abgegeben werden (Abb. 5). Im Verlauf der Reifung breitet sich die Vacuole nach den Seiten aus und bildet schließlich beim Menschen eine homogene Kappe (Abb. 4 u. 6). Das Material gibt bei seiner Bildung die histochemische Reaktion eines Polysaccharids, die beim reifen Spermotozoon schwächer wird. Es bleibt durch eine Membran vom übrigen Cytoplasma getrennt.

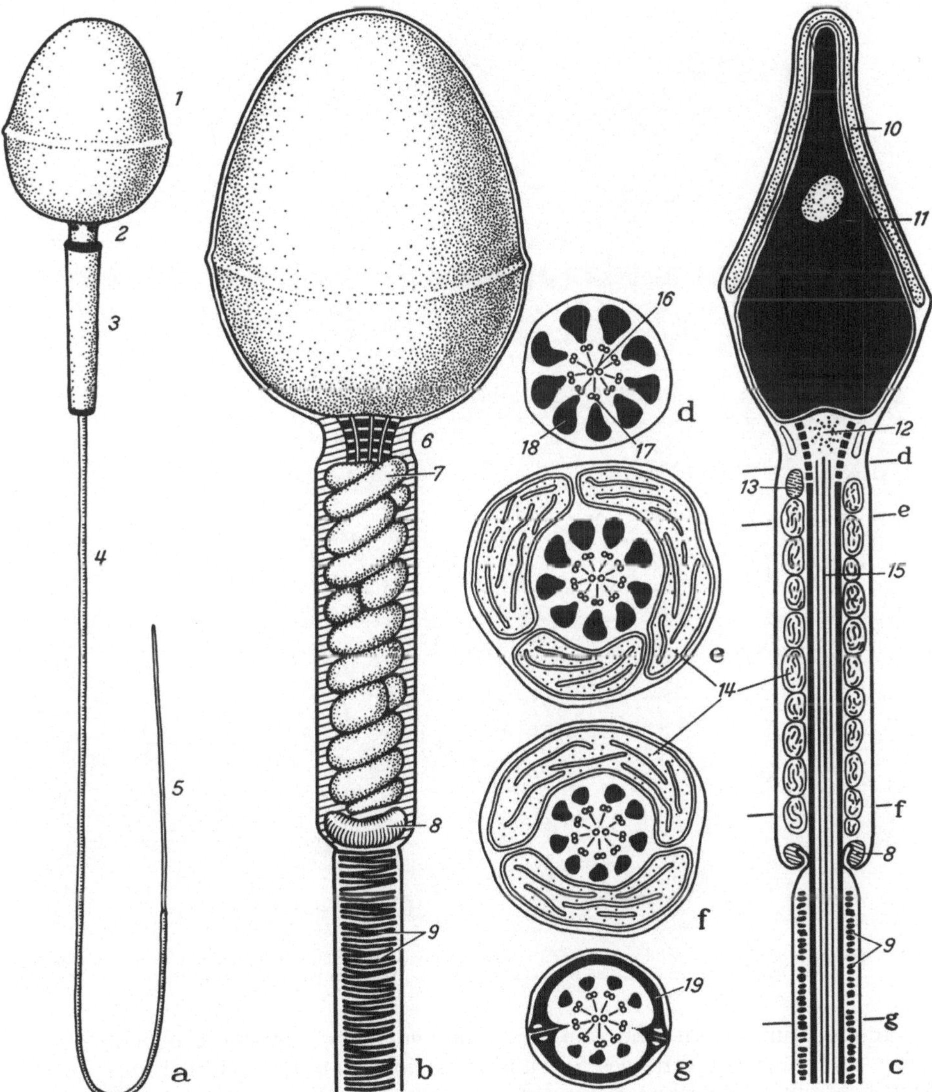

Abb. 1 a—g. a) Spermatozoon *1* Kopf, *2* Hals, *3* Mittelstück, *4* Hauptstück, *5* Endstück (nach RETZIUS 1909). b) Aufsicht auf die abgeflachte Seite des Kopfes. *6* Struktur des Halses in Aufsicht, *7* spiralige Anordnung der Mitochondrien, *8* „Schlußring", *9* Spangenfasern. c) Längsschnitt durch Kopf, Mittel- und Hauptstück, *10* Acrosom, *11* Kern mit Vacuole, *12* Centriole, *13* proximaler Centriolenrest, *14* Mitochondrien, *15* zentrale Fibrillen. d—g) Querschnitte in verschiedenen Höhen. *16* zentrales Fibrillenpaar, *17* Fibrillenpaar (*F* 1) der 9 randständigen Fibrillen, *18* dickes akzessorisches Filament, *19* Spangen mit 2 Längsleisten, die den Randfilamenten *F 3* und *F 8* zugeordnet sind, denen die akzessorischen Filamente im Hauptstück fehlen (b—g nach ÅRNBERG 1957 und FAWCETT 1958 verändert)

Elektronenmikroskopische Bilder von Wirbellosen zeigen, daß bei Berührung mit Eizellen das Acrosom aus dem Spermatozoon herausquillt. Die Acrosomreaktion wird offenbar chemisch ausgelöst. WADA, COLLIER und DAN (1956), sowie COLWIN und COLWIN (1957) sahen, daß das Acrosom einen Kanal in die Eihaut löst und so den Eintritt des Spermatozoons in die Eizelle

ermöglicht (Abb. 7). Bei Säugetieren und beim Menschen sind bisher keine derartigen Bilder
gemacht worden. Bei der Größe der menschlichen Eizellen ist es außerordentlich unwahrscheinlich, daß man die geeignete Befruchtungsphase gerade in der richtigen Ebene schneidet.

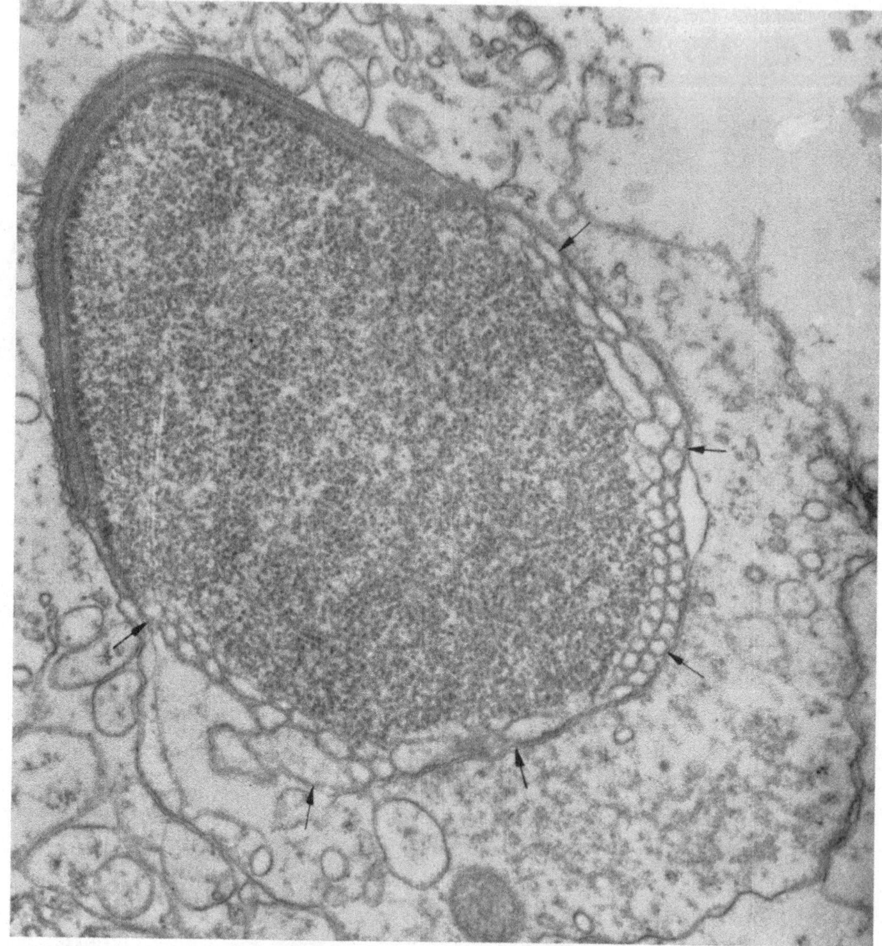

Abb. 2. Spermatide mit feinkörnigem Karyoplasma. Im basalen Karyoplasma zahlreiche, in Reihen angeordnete Vacuolen.
Die Pfeile zeigen die basale Kernmembran. Vergr. 31 000fach (aus Horstmann 1961)

Acrosom und Kern sind von einer dünnen Cytoplasmahaut überzogen, die
sich auf die übrigen Teile des Spermatozoon fortsetzt. Eine Becherhülse, in der
nach lichtmikroskopischen Befunden der Kern wie in einem Eierbecher stecken
soll, gibt es nicht.

An den Kopf schließt der Hals an, der zum Mittelstück überleitet. Hals,
Mittelstück und Schwanz bilden den Bewegungsapparat, der das Spermatozoon an
die Eizelle heranbringt. Dabei stellt der Hals die bei Säugetieren und Menschen
flexible Verbindung zwischen Kopf und Mittelstück dar. Er enthält 10—12 über-
einanderliegende, ringförmige Bildungen, die einen weniger elektronendichten
Cylinder umschließen. In diesem Cylinder liegt ein Centriol, dessen Achse in der
Abplattungsebene des Kopfes steht und das — wenigstens in der Spermiogenese —
Ursprung eines cilienartig gebauten Fortsatzes ist (Abb. 8 u. 9). Das Centriol

besteht aus 9 filamentösen Drillingsstrukturen. Die Bedeutung dieses proximalen Centriols ist ganz ungeklärt. Als einfaches Fädchen war es MEVES Endes des vorigen Jahrhunderts schon im Lichtmikroskop aufgefallen.

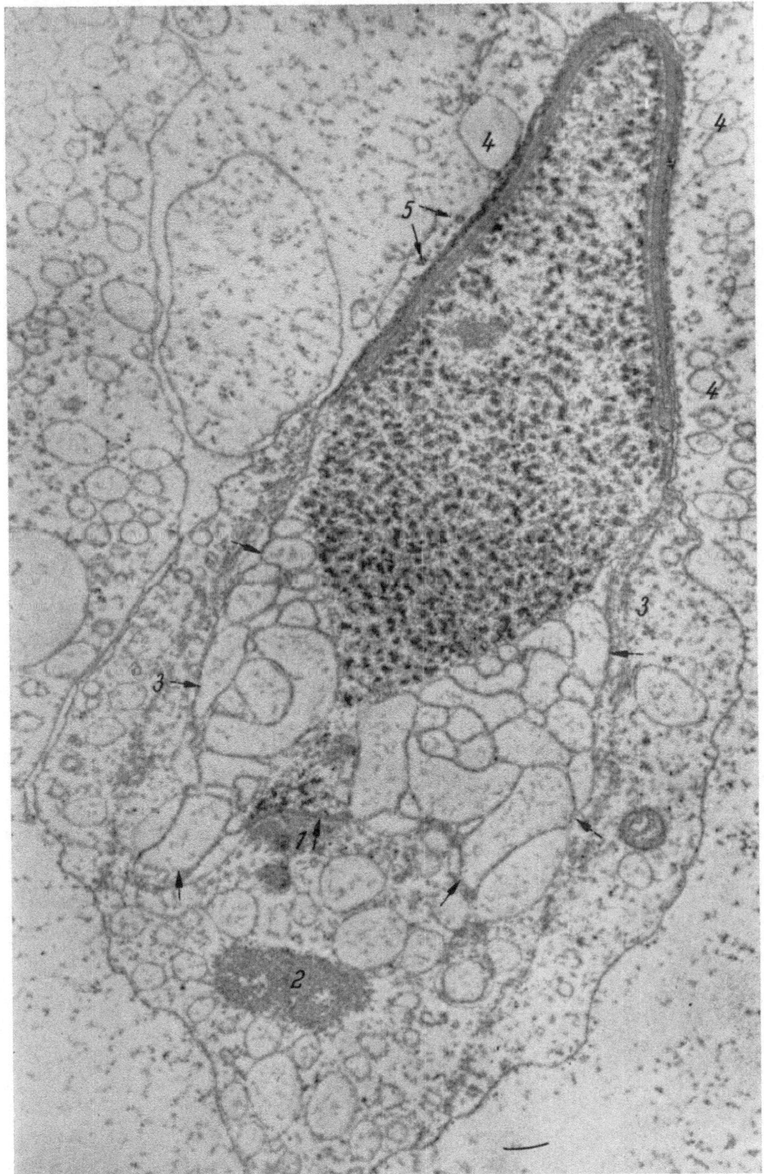

Abb. 3. Spermatide mit grobkörnigem Karyoplasma und sackartiger Erweiterung der caudalen Kernpartie durch zahlreiche große Vacuolen. Caudale Kernmembran *1* zentrales Centrosom im Kontakt mit der Kernmembran, *2* mittleres Centrosom, *3,3* Schwanzmanschette, *4,5* Strukturen im benachbarten Cytoplasma der Sertoli-Zellen. Vergr. 18500fach (aus HORST-MANN 1961)

An der Grenze von Hals- und Mittelstück soll sich nach Angabe der Lichtmikroskopiker eine Querscheibe befinden. Sie läßt sich im Eleketronenmikroskop nicht nachweisen; doch findet man an der entsprechenden Stelle bei der Spermiogenese eine Ansammlung von Centriolenmaterial. Es ist sicher, daß hier der

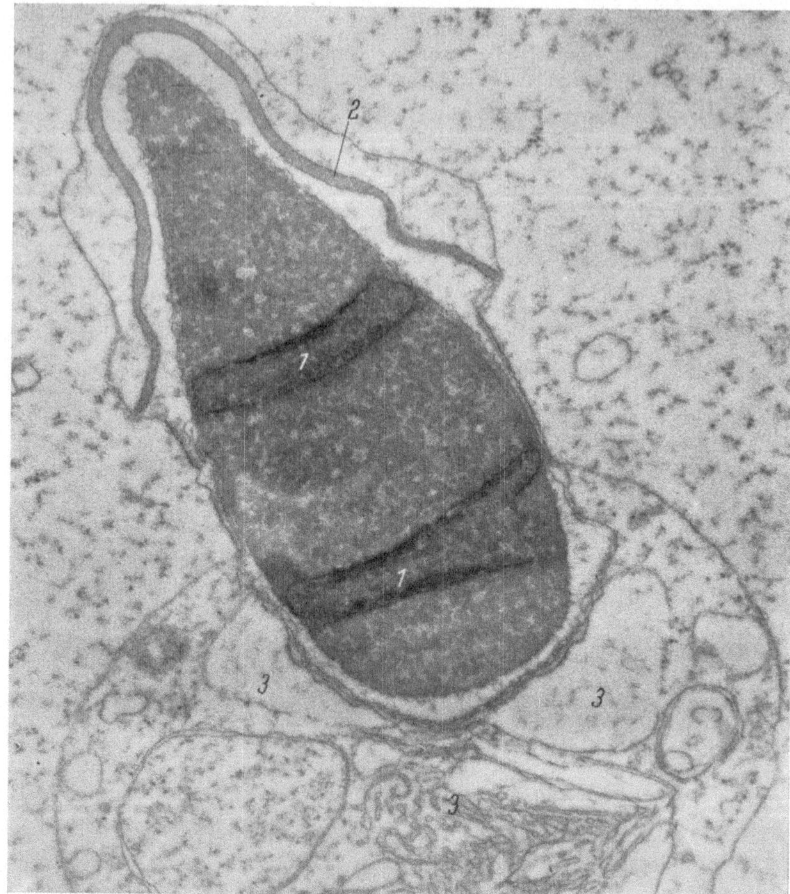

Abb. 4. Späte Spermatide. *1,1* Schnittfalten (Artefakte), *2* erweitertes Acrosom im erweiterten Cytoplasmaüberzug des Kopfes, *3,3* aus dem Kern ausgeschleuste und teilweise kollabierte Vacuolen. Beachte das dichte, kondensierte Karyoplasma Vergr. 34000fach (aus Horstmann 1961)

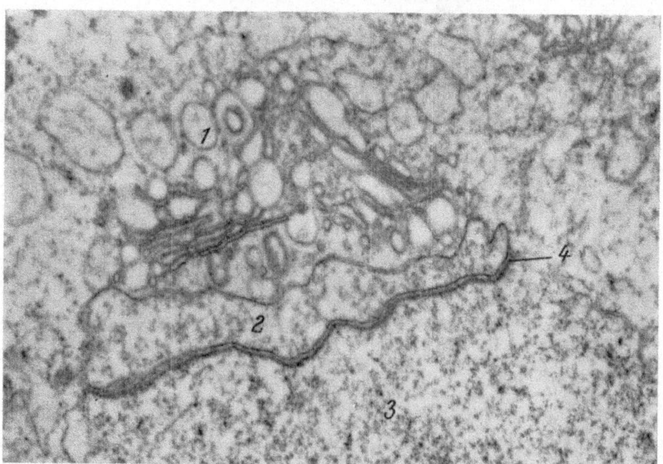

Abb. 5. Golgiapparat (*1*) und Acrosomvacuole (*2*) einer jungen Spermatide, *3* Karyoplasma, *4* schmaler Cytoplasmastreife zwischen Kern und Acrosom. Vergr. 30000fach (aus Horstmann 1961)

„Achsenfaden" der Lichtmikroskopie beginnt, ein Fibrillensystem, das den gleichen regelmäßigen Aufbau zeigt, wie die Flimmern und Geißeln überall im Tier- und Pflanzenreich. Der Achsenfaden besteht aus insgesamt 11 Filamenten.

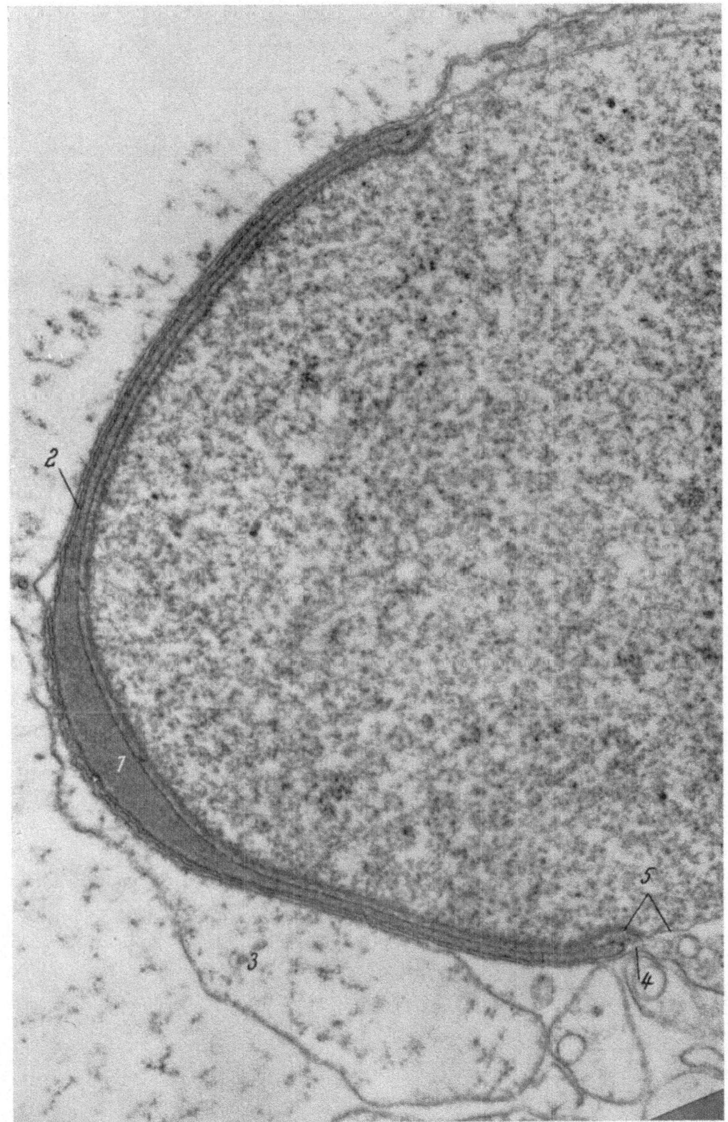

Abb. 6. Das Acrosom hat sich über die Kernspitze ausgebreitet und besteht aus einer homogenen Substanz. Es ist nur von einem schmalen Cytoplasmaüberzug (2) bedeckt, dem noch ein Fortsatz einer Sertolizelle aufliegt (3). Das Acrosom ist in die Cytoplasmabedeckung des Kernes eingebettet (4), (5) Kernmembran. Vergr. 32000fach (aus HORSTMANN 1961)

2 Filamente liegen in der Mitte nebeneinander und sind von einem Kranz von 9 Doppelfilamenten umgeben (Abb. 10). Ein Doppelfilament liegt in der Ebene, die senkrecht zu der Ebene der Zentralfilamente steht. Die randständigen Filamente bestehen aus je 2 ungleichen Subfilamenten, von denen eines noch zwei leistenartige Fortsätze trägt. Die Filamente sind etwa 200 Å dick. Von den Randfilamenten ziehen speichenartige Stränge zu den Zentralfilamenten.

  E. Horstmann:

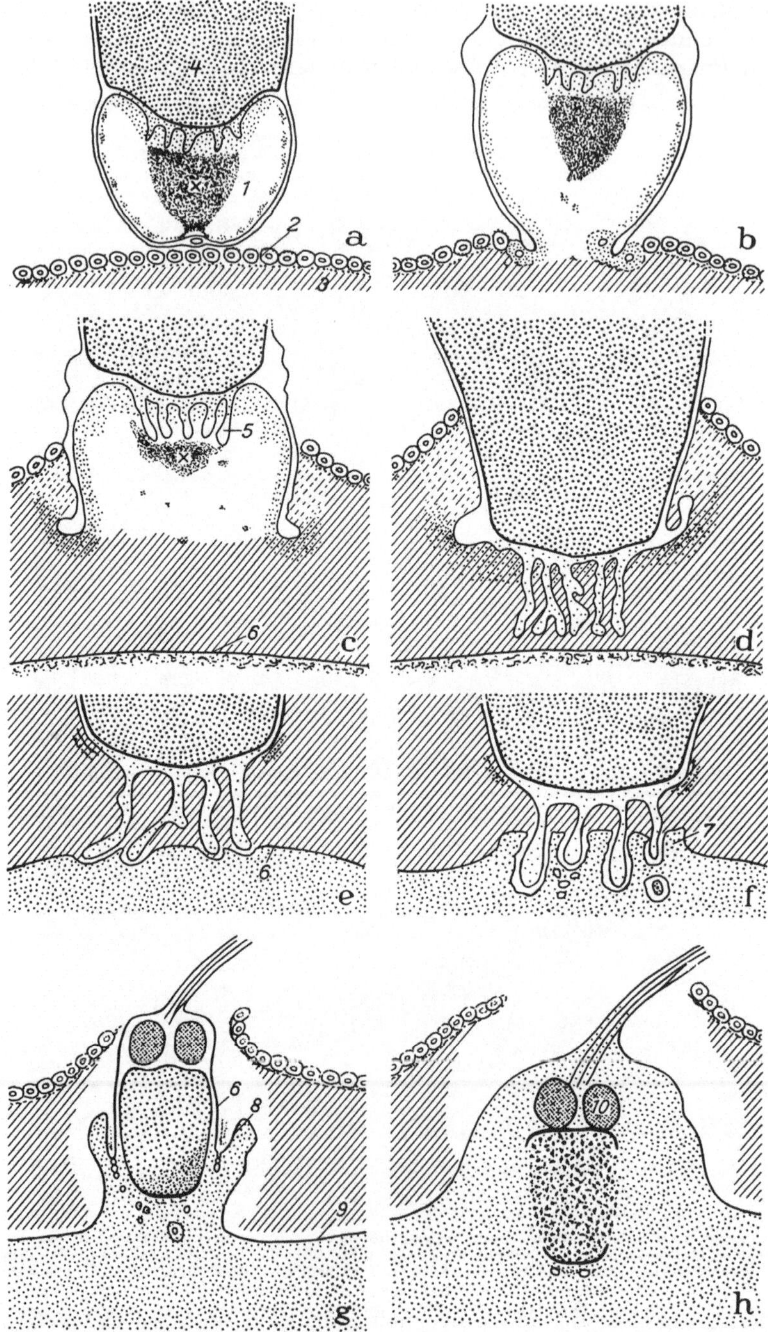

Abb. 7a—h. Imprägnation der Eizelle eines Ringelwurmes. a) Das Acrosom (*1*) legt sich der Außenzone (*2*) der Dottermembran (*3*) an, *4* Kern des Spermatozoon. b) Das Acrosom ist gegen die Dottermembran geöffnet und hat die Außenzone aufgelöst. c) Die Dottermembran wird aufgelöst, dabei nimmt der Acrosomkern (x) an Größe ab und es bilden sich die Acrosomtubuli (*5*) aus. d) Fortschreitende Durchdringung der Dottermembran. e) Die Dottermembran ist nahezu vollständig überwunden, die Acrosomtubuli haben die Plasmamembran (*6*) der Eizelle erreicht und f) senken sich in den Befruchtungshügel (*7*) ein. g) Die Plasmamembran der Eizelle (*6*) und die des Spermatozoon (*8*) konfluieren. Der Samenzellkern beginnt zu quellen. Zwischen Dottermembran und Eizelle ist ein Schrumpfraum (*9*) entstanden. h) Die Kernmembran der Samenzelle wird aufgelöst, *10* Mitochondrien der Samenzellen. (nach Colwin und Colwin 1961 a, b)

Vom Hals bis zum Ende des proximalen Schwanzteiles sind den peripheren Doppelfilamenten noch dickere Filamente angelagert, die aus homogenem Material bestehen und deren Verschwinden das Ende des proximalen Schwanzteiles anzeigen.

Im Bereich des Mittelstückes wird der Filamentapparat von Mitochondrien umhüllt, die lichtmikroskopisch als Spiralfäden beschrieben worden sind. Die Mitochondrien, zu Beginn der Spermiogenese noch in der ganzen Zelle verteilt,

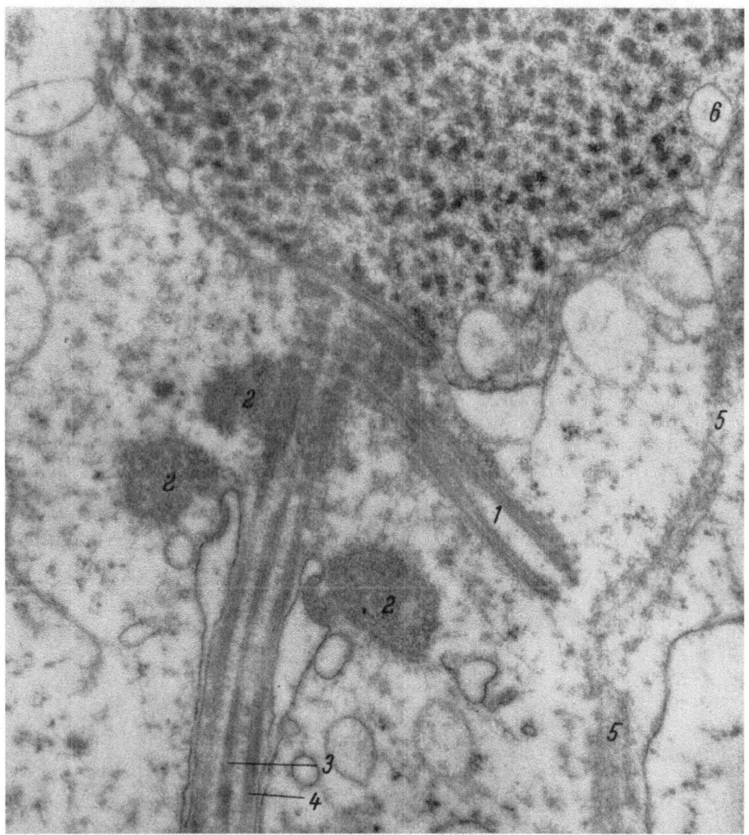

Abb. 8. Hals und Mittelstück in der Differenzierung. *1* zentrales Centriol, *2,2* mittleres Centriol und späterer Schlußring. Das Mittelstück ist noch nicht ausgebildet, *3* zentrale, *4* randständige Filamente des „Achsenfadens", *5* Schwanzmanschette, Vacuole im Karyoplasma. Vergr. 40000fach (aus HORSTMANN 1961)

lagern sich während der Reifung in Form einer Spirale hinter- und untereinander um den aus Filamenten gebildeten Achsencylinder. Dabei verändern sie ihre Struktur. Da die Mitochondrien die Träger der Atmungsfermente sind, darf man das Mittelstück als „Zentrale der Energielieferung" (BARGMANN) betrachten. Das Mittelstück endet mit einer Einkrempung der Cytoplasmamembran, die durch Material verstärkt ist, das ursprünglich zum Centriolenapparat gehörte und als Schlußring im Lichtmikroskop sichtbar ist.

Unmittelbar unter dem Schlußring beginnt eine Hülle aus zirkulären Spangen, die an 2 gegenüberliegenden Stellen verdickt sind. An eben diesen Verdickungen, die leistenartig nach innen vorspringen, hören die aufgelagerten Filamente früher auf.

Die zirkulären Filamente werden nach distal dünner und fehlen im Endteil des Schwanzes. Der Endteil enthält nur noch die Strukturen des Achsenfadens. Ihre Ordnung verliert sich gegen die Schwanzspitze zu, und nicht alle Filamente erreichen das äußerste Ende.

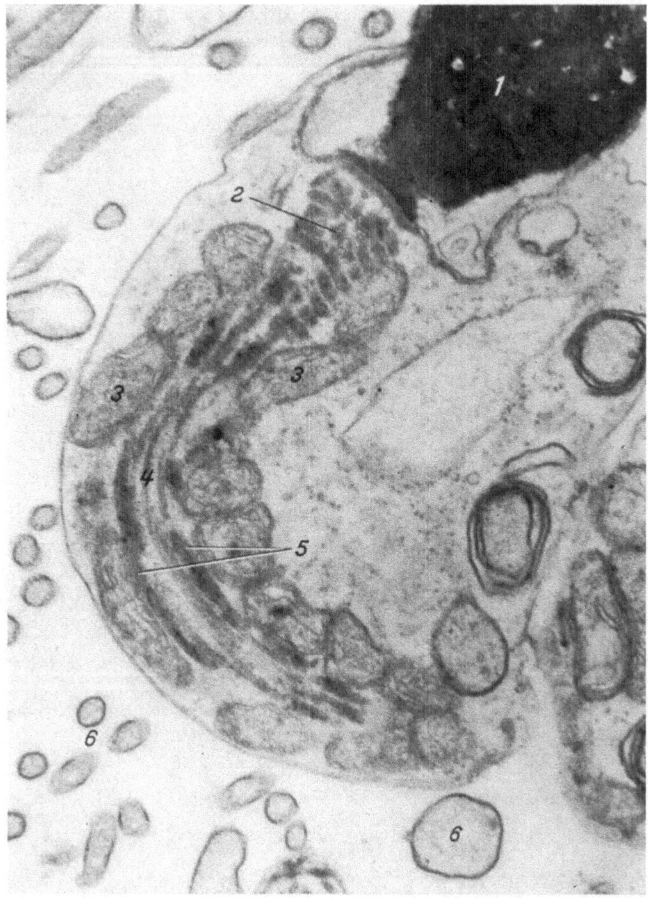

Abb. 9. Späte Spermatide. *1* Karyoplasma, *2* Centriol mit 9 Drillingsfilamenten, *3* Mitochondrien, *4* „Achsenfaden" mit Längsschnitten durch Filamente, *5* längs getroffene dicke Außenfilamente, *6* Zellfortsätze des Nebenhodenepithels. Vergr. 46000fach

Ich fasse zusammen: Das Kernmaterial des Spermatozoons ist zu einer dichten Masse kondensiert und wird von dem Acrosom kappenartig bedeckt. Das Acrosom dürfte bei dem Vorgang der Eiimprägnation eine besondere Rolle spielen. Mittelstück und Schwanz sind der Bewegungsapparat. Das Mittelstück enthält die für die Atmung wichtigen Mitochondrien. Der komplizierte Aufbau des Schwanzes ist bezüglich der einzelnen Funktionen noch ganz unverständlich. Ebenso ist die Funktion des Centriols im Halsteil noch unbekannt. Solange wir keine funktionelle Einsicht in dieses komplexe System haben, bleibt unsere Kenntnis vom Bewegungsablauf lückenhaft.

II. Die Elektronenmikroskopie des menschlichen Ductus epididymidis

Der Ductus epididymidis ist ein 4 m langer Gang, der mit einem hohen Cylinderepithel ausgekleidet ist. Er wird gemeinhin als Samenspeicher aufgefaßt.

Das Interesse des Klinikers an diesem Gang erlischt in der Regel mit der Beantwortung der Frage nach seiner Durchgängigkeit. Dem Zellforscher dagegen stellt das eigentümliche Epithel dieses verschlungenen Ganges eine ganze Reihe von Fragen hohen allgemeinen Interesses. Ich will versuchen, einige dieser Probleme hier aufzuzeigen.

Der Nebenhodengang ist von einem zweireihigen Epithel ausgekleidet (Abb. 11). Die basale Kernreihe gehört zu annähernd kubischen Zellen, den Basalzellen, die allgemein als teilungsfähige Zellen angesehen werden. Wir wollen sie in diesem Zusammenhang nicht weiter beachten. Die radiär gestellten Kerne der oberen Reihe gehören zu den Cylinderzellen, die von der Basalmembran bis zur Lichtung reichen. Man unterscheidet am Zellleib der Cylinderzellen eine basale, eine infranucleäre, paranucleäre, supranucleäre und apikale Zone (Abb. 12). Die infranucleäre Zone ist ausgerüstet mit einem System membranumschlossener Spalträume, dem endoplasmatischen Reticulum, das mit Ribosomen besetzt sein kann.

Im basalen und infranucleären Bereich fällt eine außerordentlich komplizierte Verzahnung der seitlichen Zellwände auf (Abb. 13). Man sieht solche Verzahnungen gelegentlich auch in Zellen anderer Organe, ohne jedoch ihre funktionelle Bedeutung zu kennen. Offenbar können Teile der in verschlungenen Mäandern verlaufenden Zellmembranen abgebaut werden, wodurch kleine Areale einer Zelle in die Nachbarzelle aufgenommen wurden.

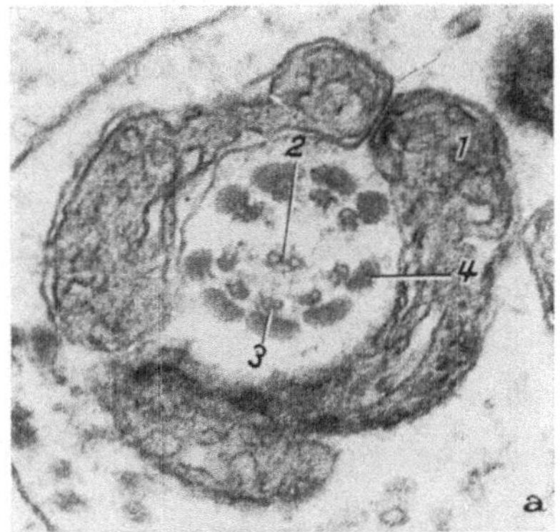

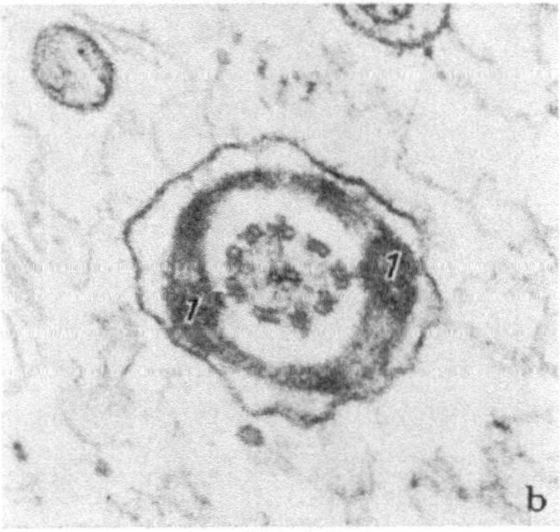

Abb. 10a u. b. a) Querschnitt durch ein Mittelstück. *1* Mitochondrien, *2* Achsenfilamente, *3* Randfilament, das senkrecht zur Ebene des Zentralfilamentes steht, *4* dickes Außenfilament. b) Querschnitt durch das untere Ende des Hauptstückes, *1,1* Verdickungen der zirkulären Spangen. Vergr. 40000fach

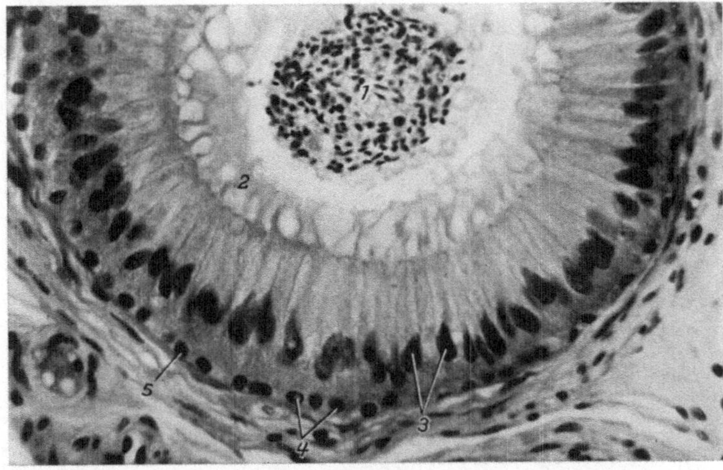

Abb. 11. Nebenhodengang. *1* Spermatozoen in der Lichtung, *2* Stereocilien, *3* Kerne der Cylinderzellen, *4* Kerne der Basalzellen, *5* Basalmembran. (Dr. Holstein photogr.) Hämatoxylin-Eosin Vergr. 360fach

Dieses Verhalten widerspricht unseren Vorstellungen über die Individualität der einzelnen Zellen, womit ein erstes Problematikum der Cytologie des Nebenhodenepithels aufgezeichnet ist.

Das supranucleäre Cytoplasma ist charakterisiert durch eine ungewöhnliche Anhäufung von Golgikomplexen (Abb. 14). Pakete flacher Hohlräume und kleinerer Bläschen erfüllen den Raum in seinen kernnahen Teilen. Zwischen ihnen liegen nach apikal zunehmend dichtere Körner, Cytosome. In der apikalen Zone verdämmern die Cytosome wieder. — Der Golgiapparat ist bekanntlich ein Organell der Stoffbildung und deshalb in vielen Arten von Drüsenzellen wohl ausgebildet. Die Cytosome könnten die von ihm gebildeten Stoffe sein, aber sie werden nicht als solche sezerniert, sondern verdämmern auf dem Wege zur Oberfläche und sind in der apikalen Zone nur noch als blasse Schatten sichtbar (Abb. 15). Es ist nicht eindeutig geklärt, ob diese Strukturen einer Sekretbildung entsprechen.

Die apikale Zone ist gekrönt durch einen Schopf cytoplasmatischer Fortsätze, der Stereocilien. Die Stereocilien entsprechen nicht den als Cilien bezeichneten Flimmerhaaren (Kinocilien) anderer Zellen. Sie bestehen aus ausgefranstem Cytoplasma, das an der Basis des Schopfes noch zusammenhängt und an der Spitze zu langen fingerförmigen Fortsätzen ausgezogen ist (Abb. 16). Es ist denkbar, daß es sich hierbei um eine resorptiv tätige Oberflächenvergrößerung der Zelle handelt. Bläschen an der Basis des Schopfes sprechen für pinocytotische Aufnahme kleinster Flüssigkeitströpfchen aus dem Kanal. Daneben sieht man dickere Cytoplasmafortsätze sich in die Lichtung erheben (Abb. 17). Die von Holstein erhobenen Befunde bei Tieren sprechen dafür, daß

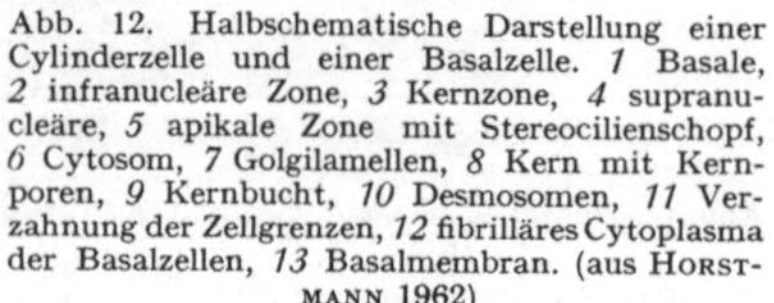

Abb. 12. Halbschematische Darstellung einer Cylinderzelle und einer Basalzelle. *1* Basale, *2* infranucleäre Zone, *3* Kernzone, *4* supranucleäre, *5* apikale Zone mit Stereocilienschopf, *6* Cytosom, *7* Golgilamellen, *8* Kern mit Kernporen, *9* Kernbucht, *10* Desmosomen, *11* Verzahnung der Zellgrenzen, *12* fibrilläres Cytoplasma der Basalzellen, *13* Basalmembran. (aus Horstmann 1962)

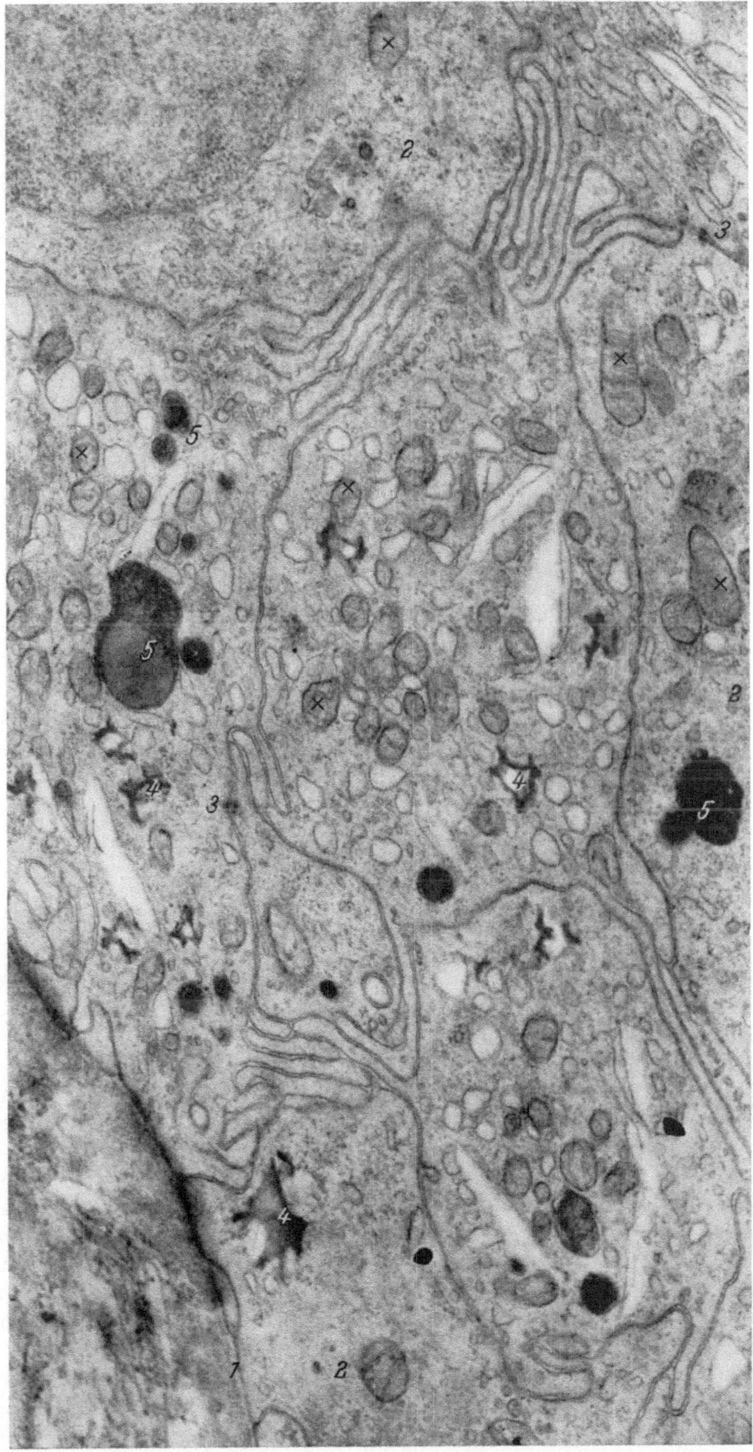

Abb. 13. Flachschnitt durch die Basalregion im mittleren Abschnitt des Ductus epididymidis. *1* Basalmembran, *2,2* Anschnitte durch 3 Basalzellen, *3,3* Desmosomen, *4,4* Lipoideinschlüsse, *5,5* Cytosomen, *xx* Mitochondrien. Beachte die komplizierte Verfalzung der Zellkanten und die Auflösung ehemaliger Zellgrenzen in Bläschenreihen. (aus HORSTMANN 1962) Vergr. 30000fach

diese kolbenartigen Fortsätze abgestoßen und damit den Spermien beigemischt
werden. In einigen dieser kolbenartigen Fortsätze beim Menschen — und in vielen
beim Kaninchen — sieht man noch die schattenhaften Umrisse der Cytosome. Es
hat den Anschein, daß die dunklen Cytosome Vorstufen der helleren Blasen sind
und diese in die kollagenen Fortsätze gelangen. Mit ihnen scheinen sie in Form

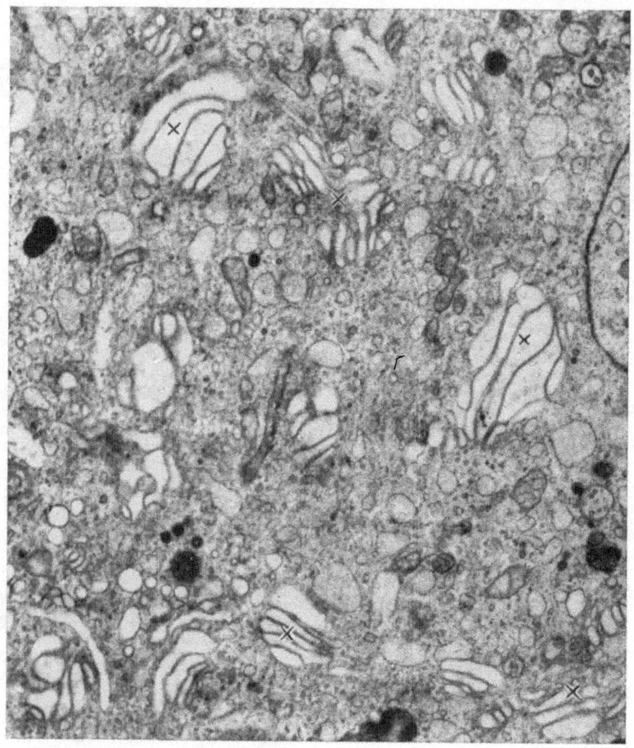

Abb. 14. Schnitt durch die supranucleäre Zone mit zahlreichen Golgikomplexen (×, ×) in einer Zelle. Vergr. 15000fach

der apokrinen Sekretion abgeschnürt zu werden. An derselben Zelloberfläche, an
der durch die Stereocilien und die Pinocytose ein Resorptionsvorgang abläuft,
würde auch sezerniert.

Die hohe Zellaktivität, die aus diesen Befunden spricht, wird noch unterstri-
chen durch die Struktur des Kernes. Wie viele stoffwechselaktive Kerne sind auch
die der Cylinderzellen locker strukturiert, besitzen große Nucleoli und zeigen viele
Poren in der Kernmembran, durch die die Ribonucleinsäuremoleküle in das
Cytoplasma treten können. Darüber hinaus kommen aber noch Kerneinschluß-
körper vor (Abb. 18). sog. Kernkugeln, die wir nur von sekretorisch tätigen Zellen
— Leberzellen, Pankreaszellen, Syncytiotrophoblast und neurosekretorischen
Neuronen — her kennen, dort freilich als vereinzelte Befunde —. Die Kernkugeln
entleeren sich in das endoplasmatische Reticulum, wo sie bald wieder verschwinden.

Der kurze Überblick über die Elektronenmikroskopie des Nebenhodens zeigt
mit Gewißheit, daß das Nebenhodenepithel ungewöhnlich stoffwechselaktiv ist.
Das Epithel ist vermutlich Vermittler zwischen den Spermatozoen im Ductus
epididymidis und der Blutbahn. Der Stoffwechsel der Spermatozoen, die tagelang
im Ductus liegen, scheint gering und stark spezialisiert zu sein, wie ich vorhin an-
deutete. Die Zellen des Nebenhodenepithels könnten eine Ammenfunktion haben,

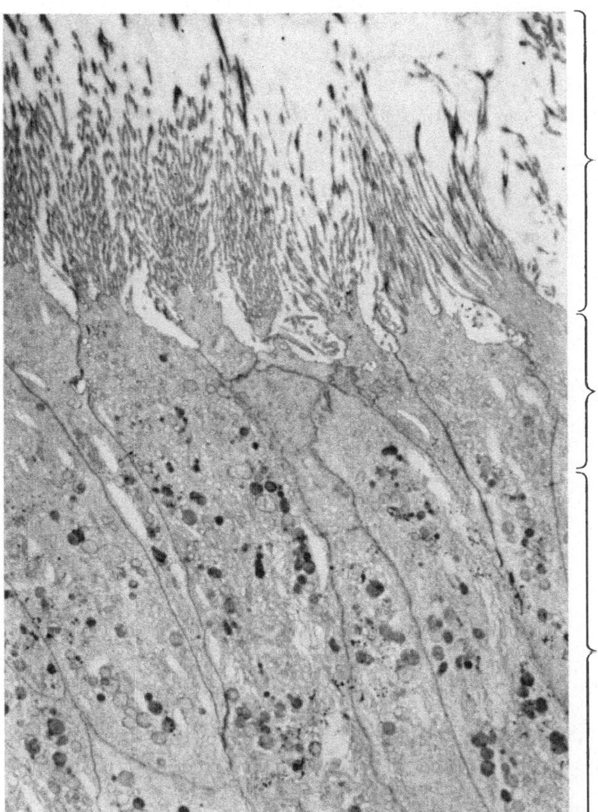

Abb. 15. Supranucleäre (*1*), apikale Zone (*2*) und Stereocilien (*3*). Die dunklen Ribosomen verdämmern in der apikalen Zone. Vergr. 4800fach

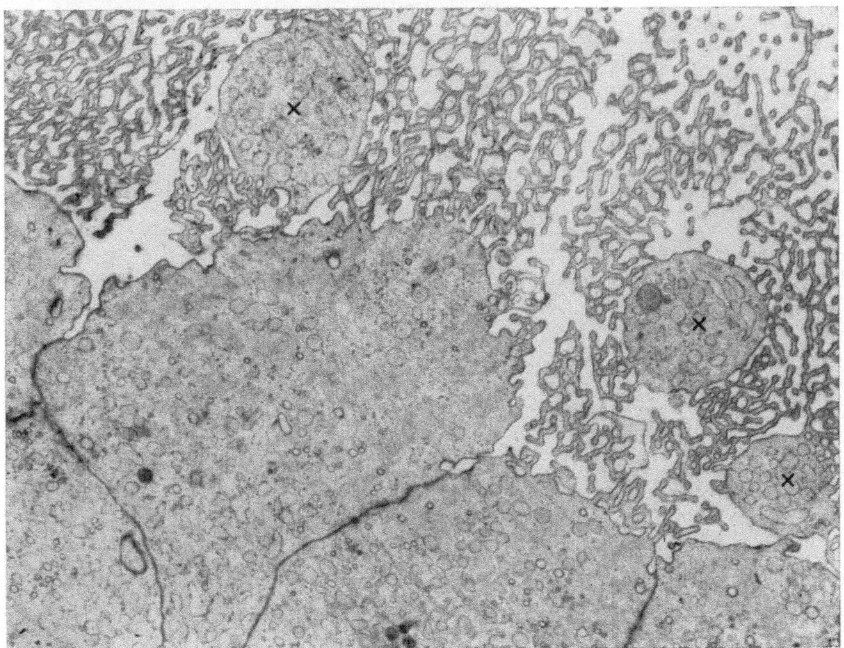

Abb. 16. Flachschnitt durch die apikale Zone und die Stereocilienbasis ×, ×. Kolbige Fortsätze mit blassen Einschlüssen, die vermutlich aus verdämmernden Cytosomen entstanden sind. Vergr. 12000fach

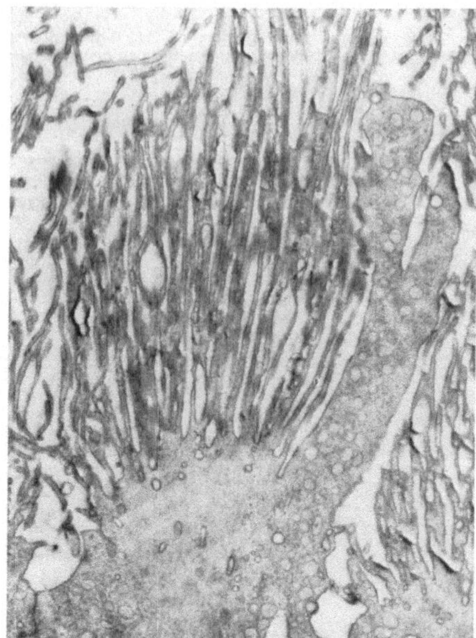

die das Überleben der Spermatozoen im Samenspeicher ermöglichen. Dabei könnten sich durch die Inaktivität des Spermatozoenkernes spezielle Aufgaben ergeben. Aber das sind nur vage Hypothesen, die sich dem Morphologen aufdrängen. Bei der Erforschung des Nebenhodens sind jetzt chemische Methoden am Zuge.

Abb. 17. Stereocilienschopf und kolbiger Fortsatz mit blassen Vacuolen. Vergr. 9400fach

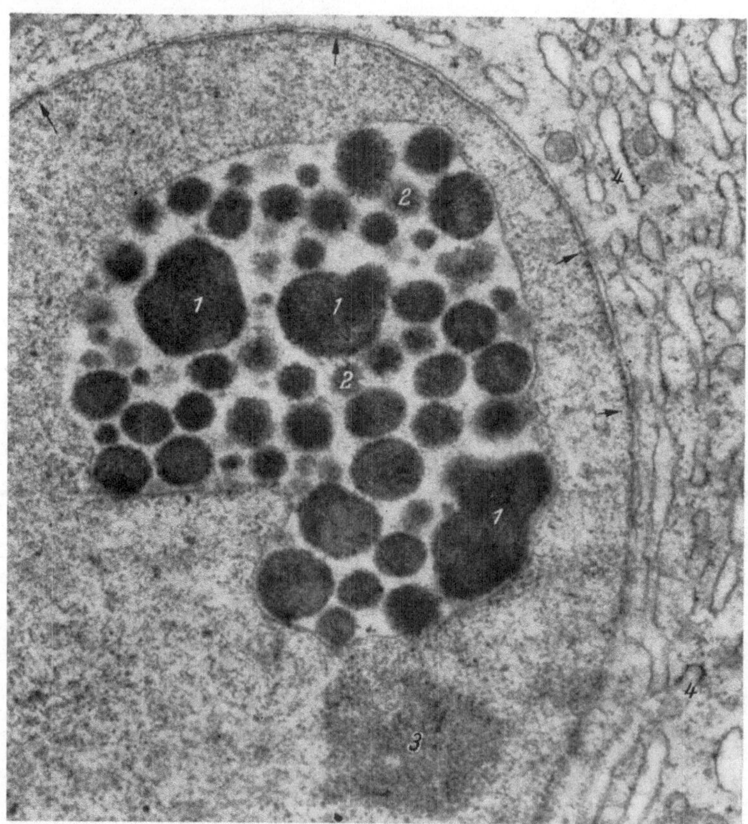

Abb. 18. Kerneinschluß einer Cylinderzelle mit kugeligen Körpern, die z. T. zusammengeflossen (*1,1*) oder fädig miteinander verbunden sind (*2,2*), *3* Nucleolus, *4* Ergastoplasma. Die Pfeile zeigen auf Kernporen. (aus Horstmann 1962). Vergr. 30000fach

Literatur

Die Elektromikroskopie der menschlichen Spermatozoen

Arnberg, A.: Acta obstet. gynec. scand. **36**, Suppl. 2 (1957).
Bargmann, W.: Histologie und mikroskopische Anatomie des Menschen. 4. Aufl. Stuttgart: Georg Thieme 1962.
Colwin, L. H., and A. L. Colwin: J. biophys. biochem. Cytol. **10**, 231—254, 155—274 (1961).
Fawcett, D. W.: Int. Rev. Cytol. **7**, 195—234 (1958).
—, and M. H. Burgos: Observation on the cytomorphosis of the germinal and interstitial cells of the human testis. In: Cr. W. Wolstenholme and E. C. P. Millar, edit. Ciba Found. Coll. onageing 2, 86—99. London: J. A. Churchill 1956.
Horstmann, E.: Z. Zellforsch. **54**, 68—89 (1961).
Meves, Fr.: Arch. mikr. Anat. **54**, 329—409 (1899).
Retzius, G.: Die Spermien des Menschen. Biol. Untersuchungen N. F. XIV, 205—216, Stockholm 1909.
Schultz-Larsen, I.: Acta path. microbiol. scand. Suppl. **128** (1958).
Wada, S. K., I. R. Collier, and J. C. Dan: Exp. Cell Res. **10**, 168—180 (1956).

Die Elektronenmikroskopie des menschlichen Ductus epididymidis

Heidenhain, M., u. F. Werner: Z. Anat. Entwickl.-Gesch. **72**, 556—608 (1924).
Holstein, A.-F.: Elektronenmikroskopische Untersuchungen am Nebenhoden des Kaninchens 50. Verh. d. Anat. Ges. München, 1963 Anat. Anz. Erg. J. **113**, 53—61 (1964).
Horstmann, E.: Z. Zellforsch. **57**, 692—718 (1962). — Die Kerneinschlüsse im Nebenhodenepithel des Hundes. Z. Zellforsch. (im Druck).

Aus dem Anatomischen Institut der Universität Hamburg
(Direktor: Prof. Dr. Dr. E. Horstmann)

Kastrationsveränderungen am Epithel des Nebenhodens beim Kaninchen

Von

A.-F. Holstein

Mit 1 Abbildung

Der Nebenhoden ist nicht nur der Speicher des Samens, sondern bietet auch Anzeichen resorptiver und sekretorischer Leistungen. Man nimmt an, daß Resorption vorwiegend in den Ductuli efferentes stattfindet und Sekretion im Ductus epididymidis des Nebenhodenkopfes. Die aktiven Leistungen (v. Lanz u. Neuhäuser 1964) des Nebenhodenepithels sind von der Tätigkeit der Keimdrüse abhängig. Dafür sprechen schon die Kastrationsversuche von v. Lanz (1924), Benoit (1926) und Young (1933). Beobachtungen mit dem Elektronenmikroskop stellen aber viel klarer als alle bisherigen Untersuchungen die Kastrationsfolgen an den einzelnen Zellen heraus (Holstein 1964). Als Versuchstier diente das Kaninchen, weil sein Nebenhodenepithel dem des Menschen ähnelt, aber viel deutlicher sekretorische Vorgänge erkennen läßt. Drei Wochen nach operativer Kastration wurden die Nebenhoden licht- und elektronenmikroskopisch untersucht. Unter Benutzung elektronenmikroskopischer Aufnahmen habe ich die wichtigsten Befunde in einer Abbildung zusammengestellt.

Welche Veränderungen sind nach der Kastration am Epithel des Nebenhodens eingetreten?

Die aus dem Hoden herausführenden Ductuli efferentes sind normalerweise von einem etwa 15 μ hohen zweireihigen Epithel ausgekleidet. Zellen mit basalem Kern und einem Oberflächenbesatz von verzweigten Mikrovilli stehen neben anderen mit apikalem Kern und einem Oberflächenbesatz von einzelnen Mikrovilli und Kinocilien. Die Zellen mit dem basalen Kern und den Mikrovilli haben in ihrem apikalen Cytoplasma neben den üblichen Zellorganellen dünne röhrenartige Strukturen, die im Dienste der Resorption stehen sollen (Ladman and Young 1958).

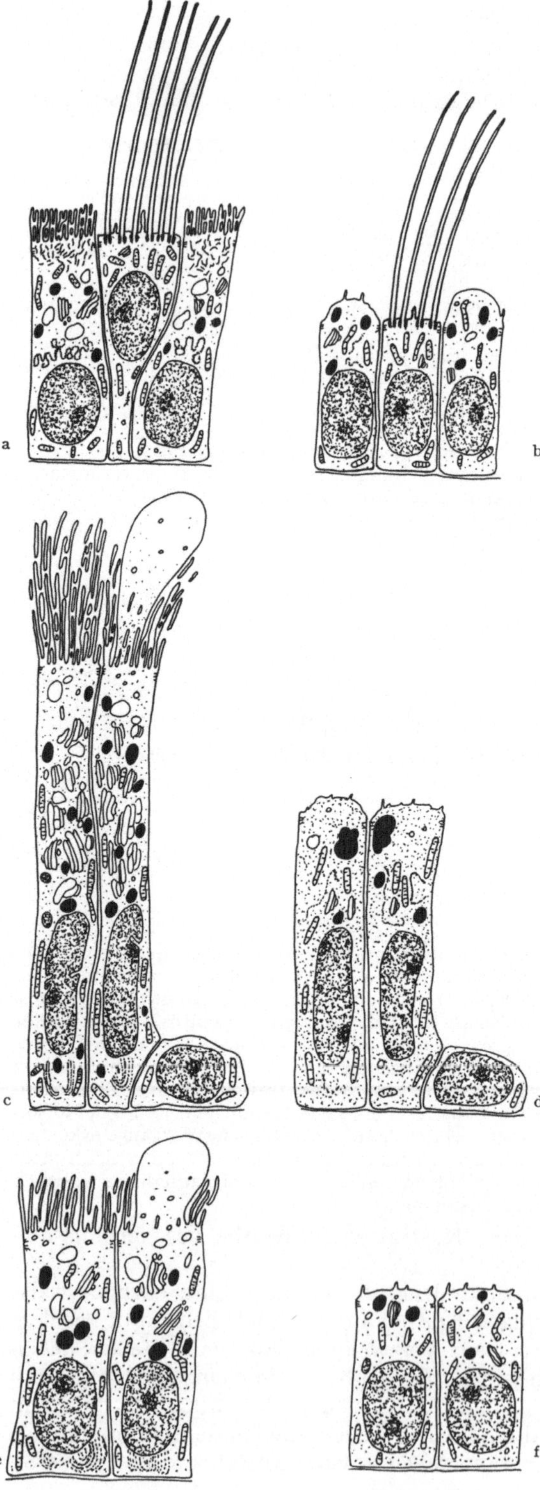

Nach der Kastration verringert sich die Epithelhöhe um etwa ein Drittel und die Zellen verlieren einen Teil ihrer Differenzierungsmerkmale. Die Mikrovilli sind fast vollständig zurückgebildet, die röhrenartigen Cytoplasmastrukturen fehlen, und die Kinocilien sind vermindert. Die Kerne der verschiedenen Zellen liegen in annähernd gleichem Abstand zur Basalmembran.

Im Ductus epididymidis ist das Epithel normalerweise etwa 36 μ hoch und gleicht in allen wesentlichen Punkten dem von Horstmann (1962) beschriebenen menschlichen Nebenhodenepithel. Es enthält hochprismatische und kleine basale Zellen. Letztere erreichen nicht die Epitheloberfläche. Die hochprismatischen Zellen haben einen länglichen Kern und supranucleär einen stark entwickelten Golgiapparat. Sie enthalten zahlreiche Cytosomen, die zur Oberfläche hin verdämmern, und tragen auf der Oberfläche bis zu 15 μ lange, miteinander Brücken bildende Mikrovilli. Viele Zellen entwickeln kolbige cytoplasmatische Fortsätze, die sich zum Lumen hin abschnüren und als Sekretionszeichen gedeutet werden. Es besteht ein auffälliger Zusammenhang zwischen dem so stark ausgebildeten Golgiapparat und den Sekretionszeichen an der Zelloberfläche.

Nach der Kastration sind die Zellen erheblich niedriger geworden und haben ihre charakteristischen Merkmale eingebüßt. Der Golgiapparat ist vermindert, die Zelloberfläche mit nur wenigen Mikrovillistummeln besetzt.

Im Nebenhodenschweif, dem eigentlichen Samenspeicher, sind die weitlumigen Kanälchen von einem je nach Füllungsgrad unterschiedlich hohen Epithel ausgekleidet. Die Zellen haben einen nur mäßig entwickelten Golgiapparat und an der Oberfläche einzelne Mikrovilli. Man findet auch die kolbigen Cytoplasmafortsätze, die aber meistens kleiner sind.

Abb. 1a—f. Epithelzellen aus dem Nebenhoden des Kaninchens vor und nach Kastration: a), b) Ductuli efferentes, c), d) Ductus epididymidis im Nebenhodenkopf, e), f) Ductus epididymidis im Nebenhodenschweif

Nach der Kastration sind die Zellen ebenfalls niedriger geworden und haben ihren Oberflächenbesatz verloren.

Meine Ausführungen haben gezeigt, daß die aktiven Leistungen des Nebenhodenepithels nach der Kastration aufhören. Die vorher dafür benötigten Zellbestandteile werden zurückgebildet und die Zellen nehmen eine Ruheform ein. Es wird deutlich, daß das Nebenhodenepithel im Funktionszustand nicht nur einen Wandbelag von Hohlräumen, — wie nach der Kastration, — darstellt, sondern durch Sekretion und Resorption auf das Spermaplasma und die Spermatozoen im Ductus epididymidis einwirken kann.

Literatur

BENOIT, M. J.: Arch. Anat. (Strasbourg) 5, 173—412 (1926).
HOLSTEIN, A.-F.: Elektronenmikroskopische Untersuchungen am Nebenhoden des kastrierten
 Kaninchens. 60. Verslg. Anat. Ges. in Wien 1964, Anat. Anz. (i. Druck).
HORSTMANN, E.: Z. Zellforsch. 57, 692—718 (1962).
LADMAN, A. J., and W. C. YOUNG: J. biophys. biochem. Cytol. 2, 219—226 (1958).
LANZ, T. v.: Z. Anat. Entwickl.-Gesch. 74, 761—815 (1924).
— u. G. NEUHÄUSER: Z. Anat. Entwickl. Gesch. 124, 126—152 1(964).

Aussprache

Herr HORNSTEIN (Düsseldorf):

Lichtoptisch sehen wir im Nebenhoden eine Abschlußleiste und Stereozilien. Welchen elektronenmikroskopischen Befunden kann man diese lichtoptischen Strukturen zuordnen?

Herr HORSTMANN (Hamburg):

Auf jeder Zelle steht ein Schopf. Die Basis dieser Schöpfe ist das apikale Ende der Zelle. Um diese apikale Fläche herum geht eine Kittleiste, die eine Desmosomenstruktur besitzt. Diese Kittleisten sind bei den Nebenhodenzellen nicht einheitlich strukturiert. Im Elektronenmikroskop sieht man bis zu drei derartiger Desmosomen übereinander, die lichtoptisch als eine Kittleiste imponieren.

Herr KIMMIG (Hamburg):

Kann über die Bewegung des Spermatozoenschwanzes von morphologischer Seite eine genaue Angabe gemacht werden? Es ist ja besonders interessant, daß die Spermatozoen als Energiespeicher gewissermaßen Fructose angeboten bekommen. Mich würde außerordentlich interessieren, ob morphologisch bereits ein Substrat für diese biochemische und mechanische Leistung des Spermatozoons gefunden wurde.

Herr HORSTMANN (Hamburg):

Sie berühren damit verschiedene Probleme. Wenn im Mittelstück, wo die Mitochondrien liegen, Fructose umgesetzt wird, dann muß man sich fragen, wie die Energie für die Bewegung des Spermatozoenschwanzes von der Energiezentrale dorthin übertragen wird. Die Mitochondrien der Spermatozoen sehen anders aus als in den Normalzellen. Da sie Fructose veratmen, müssen sie auch einen anderen Satz von Fermenten besitzen. Wir wissen allerdings nicht genau, wie die Schwänzelungsbewegung der Spermatozoen abläuft. Auch im Film ist diese Frage nicht eindeutig beantwortet worden. Das Hauptproblem ist nach meiner Auffassung die Neuner-Symmetrie, über deren Bedeutung wir noch keine Aussagen machen können. Man wird hier sicher noch längere Zeit auch am Modell nachdenken müssen.

Herr KIMMIG (Hamburg):

Wie kommt die Bewegung zustande, etwa durch elektrische Kräfte? Werden Membranen aufgeladen und entladen?

Herr HORSTMANN (Hamburg):

Über die Kontraktion sind wir sehr viel genauer informiert. Im Spermatozoenschwanz kontrahieren sich myosinähnliche Fäden analog den Verhältnissen bei der Muskelkontraktion. Die Lenkung dieses Vorganges ist wieder unbekannt. Wenn sich die einen Fäden kontrahieren, müssen die anderen erschlaffen usw. — ein Vorgang, der sich in einer einzigen Zelle abspielt.

Aus der Hautklinik der Medizinischen Akademie Düsseldorf
(Direktor: Prof. Dr. Dr. A. Greither)

Histologische Untersuchungen des Hodengewebes als diagnostische Maßnahme bei Fertilitätsstörungen des Mannes

Von

O. Hornstein

Jeder Histologe, der Hodenbiopsien zu beurteilen hat, steht drei prinzipiellen Schwierigkeiten morphologischer Betrachtungsweise gegenüber: Er soll aus einem kleinen Gewebspartikel auf den Zustand des ganzen Organs und aus einem histologischen Befund, der immer nur eine momentane Phase der Krankheit festhält, auf ein pathogenetisches Geschehen schließen. Außerdem soll er das Gewebsbild funktionell deuten. Es besteht also eine Art von morphologischem Raum-Zeit-Problem, das der diagnostischen Leistungsfähigkeit der Hodenbiopsie gewisse Grenzen setzt. Allerdings kann die histologische Beurteilung durch Kenntnis der übrigen Untersuchungsresultate erleichtert werden, wenn man es nicht vorzieht (wie wir es tun), den eigentlichen histologischen Befund an verschlüsselten Präparaten zu erheben und erst bei der Diagnose die klinischen Daten mitzuberücksichtigen.

Was das erste Problem betrifft, ob „pars pro toto", also Hodenbiopsie für Gesamthoden gesetzt werden kann, so gibt es verschiedene Untersuchungen an autoptischem, seltener an bioptischem Material, welche diese Frage meist bejahen. Beispielsweise hat Hotchkiss bei systematischen, an verschiedenen Stellen des gleichen Hodens entnommenen Biopsien praktisch immer ein übereinstimmendes histologisches Resultat erhalten. Dennoch scheint uns eine gewisse Einschränkung erforderlich, da wir in seltenen Fällen doch recht differente, eng benachbarte Gewebsveränderungen im gleichen Excisionsstück gefunden haben, die bei alleiniger Betrachtung zu einer verschiedenen Beurteilung des Schweregrades des jeweiligen Parenchymschadens geführt hätten. Auch Seipp aus der Hautklinik Münster hat vor einigen Jahren auf dieses Problem aufmerksam gemacht.

So findet man mitunter Tubuli vom Typ einer „germinalen Aplasie" unmittelbar neben solchen mit nur gering geschädigter Spermiogenese, oder im Interstitium vorwiegend fibroblasten-artige Zellelemente, daneben aber knotige Hyperplasien typischer Leydig-Zellen. Solche feingeweblichen Divergenzen sind angesichts der lobulär-septierten Gliederung des Hodenparenchyms und seiner besonderen Gefäßversorgung verständlich, wobei auch die Existenz sog. „physiologischer Ruhezonen" (Nelson) und die Möglichkeit primär hypoplastischer, im Embryonalzustand verharrender Tubuluszonen (Hedinger u. Plattner) zu berücksichtigen ist.

Aus diesen Gründen ist zur Untersuchung ein mindestens stecknadelkopfgroßes Gewebsstück erforderlich. Wir entnehmen im allgemeinen drei entsprechende Gewebspartikel an gleicher Stelle, die verschieden fixiert und mehreren Färbungen und histochemischen Reaktionen unterzogen werden.

Das zweite und dritte Problem, inwieweit aus der morphologischen Zustands-Analyse auf den pathogenetischen Ablauf und aus der Struktur auf die Funktion geschlossen werden kann, greift tiefer. Bekanntlich haben die Testes eine generative *und* eine inkretorische Funktion. Die Spermiogenese, die sich innerhalb der Samenkanälchen rhythmisch-wellenförmig vollzieht, befindet sich nie in allen Kanälchenquerschnitten auf gleicher Entwicklungsstufe. Einige Tubuli zeigen über den Spermatogonien fast nur Spermien, andere dagegen reichliche Reifungsteilungen und Spermatiden, jedoch wenige Spermatogonien und keine Spermien. Die Spermiogenese erfolgt in dem vorgegebenen tubulären Entwicklungsraum in zwei Richtungen, sowohl longitudinal in der Längsachse des Kanälchens als auch transversal von außen nach innen. Die Resultante dieses Kräfte-Parallelogramms ist eine schräg distalwärts gerichtete stufenweise Reifung und schließliche Ablösung der Spermien, die nur die Tubuluswandung als elastisches Widerlager für den wechselnden Füllungsdruck benötigen, um rein passiv bis zum Rete testis und anschließenden Nebenhoden transportiert zu werden.

Man muß also immer mehrere Kanälchen vergleichend beurteilen, um orthologe Phasenverschiebungen von abnormen Hemmungen oder Involutionen der Spermiogenese unterscheiden zu können. Eine lineare Beziehung zwischen der Tubulusschädigung und dem Grad der Oligospermie läßt sich allerdings nicht aufstellen, da im Ejaculat ja die Summe der spermiogenetischen Produktion zusammenkommt, in der Hodenbiopsie aber nur ein kleiner Ausschnitt dieser Produktion erscheint. Verhältnismäßig oft läßt sich dagegen eine morphologische Beziehung zwischen Hoden- und Ejaculatspermien herstellen: Wenn die Tubuli vermehrte Degenerationsformen enthalten, dann besteht häufig auch ein erhöhter Prozentsatz mißgestalteter Spermien im Sinne einer Teratospermie.

Besonders diffizil ist die Beurteilung der hormon-produzierenden Leydig-Zellen im Interstitium. Gegenüber der Spermiogenese mit ihrer Vielzahl von distinkten Zellformen erscheinen die Leydig-Zellen fast gleichförmig, in kleinen Häufchen im Hodeninterstitium gelegen, in engem Kontakt mit Capillaren und somit einem geweblichen Prinzip unterworfen, das man auch als „endokrinen Bauplan" bezeichnet hat. Hinreichende Erfahrung, ob Leydig-Zellen zur morphologischen Funktionsreife entfaltet sind, kann man nur durch häufigen und gründlichen Vergleich mit normalen Leydig-Zellen gewinnen, zunächst anhand von Autopsie-Material, dann durch die Beachtung feinstruktureller Veränderungen, worauf ich noch näher eingehen werde. Die Endokrinie selbst, also die Hormonproduktion in den Leydig-Zellen ist histochemisch nicht unmittelbar nachzuweisen bzw. nur indirekt zu erschließen.

Welches sind nun in der klinischen Andrologie die *Indikationen zur Hodenbiopsie?* Folgende erscheinen mir berechtigt:

1. Das Bestehen einer Aspermie. Ohne eine Biopsie läßt sich nicht hinreichend entscheiden, ob das Fehlen der Spermien auf einem Verschluß der ableitenden Samenwege oder auf Involution des Keimepithels selbst beruht.

2. Wiederholte Oligospermien von 5 Mill./ml oder darunter, selten Ausnahmen nach oben. Manchen Autoren erscheint die Hodenbiopsie bei so schweren Oligospermien entbehrlich, sie hat aber den Vorteil, die Therapie auf eine genauere diagnostische Grundlage zu stellen, und sie erlaubt bessere Vorstellungen über die Prognose. Auch in psychologischer Hinsicht kann sie berechtigt sein, um dem Patienten wie dem Arzt falsche Hoffnungen, sinnlose finanzielle Opfer und spätere Enttäuschungen zu ersparen.

3. Ein- oder beidseitige Hodendystopien. Man sollte heute bei jeder im Kindes- oder Pubertätsalter durchgeführten Orchidopexie eine Biopsie entnehmen, um die spätere Fertilitätsprognose abschätzen zu können. Auch bei nur einseitigem Kryptorchismus sollte im Erwachsenenalter, sofern das Spermiogramm pathologisch verändert ist, der deszendierte Hoden bioptisch untersucht werden.

4. Die Unterscheidung eines primären bzw. testiculären von einem sekundären bzw. hypophysären Hypogonadismus. Diese Entscheidung ist im präpuberalen, d. h. nicht normal ausgereiften Testes meist möglich, in postpubertalen, also ursprünglich funktionsreif gewesenen Testes dagegen sehr schwierig, oft unmöglich. In jedem Falle sollten noch Gonadotropin-Bestimmungen oder gonadotrope Funktionsteste durchgeführt werden.

5. Die Bestimmung des gonadalen Geschlechtes. Sie kann sich bei intersexuellen Zuständen neben der cytologischen Geschlechtsbestimmung als unerläßlich erweisen, wozu man ggf. den Chirurgen zuziehen muß. Ein echter Hermaphroditismus läßt sich nur durch den Nachweis eines Ovotestis erkennen, während cytogenetische Untersuchungen variable Ergebnisse zeitigen, u. U. nur einen XX- oder einen XY-Status der Geschlechtschromosomen.

6. Die Vertiefung unserer nosologischen Kenntnisse über den männlichen Hypogonadismus. Es mag hier der Hinweis genügen, daß seit Einführung der Hodenbiopsie allein 6 neue testiculäre Syndrome beschrieben worden sind und daß alle präbioptischen, also etwa vor 1942 datierenden Klassifikationsversuche des männlichen Hypogonadismus außer Kraft gesetzt sind. Das soll nicht heißen, daß jetzt in der Klassifikation des männlichen Hypogonadismus keine Probleme mehr bestünden.

Aus den genannten Indikationen möchte ich nun einige herausgreifen und anhand von Einzelbeispielen näher erläutern. Zunächst das Problem der *Hodendystopien*, wie es sich *vom histopathologischen Standpunkt aus* darstellt. Eine kurze Vorbemerkung ist notwendig. Unter dem Begriff Hodendystopie werden alle Zustände zusammengefaßt, bei denen die physiologische Wanderung eines oder beider Testes in das Scrotum verfehlt oder nur unvollständig erreicht wird. Es gehören dazu in erster Linie der echte Kryptorchismus, der mit einer primären Schädigung der fetalen Hodenanlage einhergeht und somit nicht Ursache, sondern Symptom einer tiefgreifenden Anlagestörung der Testes darstellt. Ferner der sekundäre Kryptorchismus in Verbindung mit verschiedenen endokrinen Krankheiten, die Retentio testis als vorwiegend mechanische Behinderung des Descensus, die Ektopie als Wanderung in eine falsche Richtung, schließlich der physiologische Hodenhochstand und der Pendelhoden als Grenzzustände, die hier außer Betracht bleiben können. Wir wissen heute, daß die Mehrzahl der nach dem ersten Lebensjahr noch nicht descendierten Hoden primär geschädigt ist. Solange die Testes aber noch im infantilen Zustand relativer Ruhe verharren, ist diese Schädigung nur diskret ausgeprägt und früher meist übersehen worden. Von der Pubertät an machen sich dann auch die unphysiologischen Bedingungen der Umgebung, vor allem die Überwärmung im Bauchraum oder im Leistenkanal störend bemerkbar und führen innerhalb weniger Monate bis Jahre zur irreparablen Schädigung oder zum vollständigen Schwund des Keimepithels. Wir müssen also histologisch zwischen den Zeichen der *primären Dysplasie* und den *sekundären*, intra- und post-puberal einsetzenden *Folgezuständen* zu unterscheiden versuchen.

Für die Indikation zum operativen Eingreifen, insbesondere für die Frage nach dem optimalen Zeitpunkt ist das histologische Studium kryptorcher Hoden von größter Bedeutung. Die Mehrzahl der Autoren, die sich mit dieser Frage befaßt haben, raten heute von einem Abwarten über das 6. Lebensjahr hinaus ab, da etwa von diesem Zeitpunkt an strukturelle Veränderungen erkennbar werden. Das besagt aber nicht, daß diese Veränderungen nicht auch früher schon im Parenchym „schlummern" — nur daß sie sich jetzt diskret zu manifestieren beginnen. Es ist keineswegs so, daß das infantile Hodenparenchym bis zur Pubertät keine Änderung erfährt. Man kann *4 kindliche Entwicklungsphasen* unterscheiden, eine postnatale, in der die durch die Placenta-Hormone stimulierten Leydig-Zellen sich zurückbilden, eine Ruhe-phase bis zum 4. Lebensjahr, eine Wachstumsphase bis etwa zum 10. Lebensjahr mit vor-wiegender Verlängerung und Schlängelung der Tubuli, schließlich vom 10. Lebensjahr an eine präpuberale Phase mit Zunahme des Tubuluskalibers und ersten Reifeteilungen. Da vom 4. Lebensjahr an gewisse tubuläre Differenzierungsvorgänge einsetzen (Zunahme der Sperma-togonien, Mehrreihigkeit der Tubuluszellen, Bildung eines Lumens), *kann auch erst von diesem Stadium an ein Zurückbleiben der Entwicklung erkannt werden*. Ohne die Diskussion zu diesem Punkt schon jetzt entfachen zu wollen, möchte ich doch der Vermutung Ausdruck geben, daß die operative Herbeiführung des Descensus auch vor dem histologischen Manifestationstermin der Schädigung, z. B. im 2. oder 3. Lebensjahr, noch keine Prophylaxe der Infertilität garan-tiert. Der Schaden datiert in der Fetalzeit, so daß nur noch die sekundären Folgen der Dystopie verhindert werden können. Da in der zweiten Hälfte des 1. Decenniums aber bereits Wachs-tumsvorgänge bestehen, die sekundär alteriert werden können, sollte man den Zeitpunkt der Operation nicht über das 6. Jahre hinausschieben. Liegt nur eine mechanische Retentio testis vor, so ist dieser Zeitpunkt sowieso gerechtfertigt.

Ich möchte Ihnen nun den Ablauf der Hodenschädigung beim primären Kryptorchismus schildern. In retinierten kindlichen Hoden, die etwa beim erfolglosen Versuch zur Orchidopexie entfernt wurden, fällt ein *Entwicklungs-rückstand vieler Tubuli* und ein *sehr variabler Gehalt an Spermatogonien* auf. Die Tubuli sind verschieden groß, während die Wandungen und das Interstitium noch unverändert bleiben. Mit beginnender Pubertät ändert sich der Befund erheblich: ein Teil der Tubuli kann *auf infantil-hypoplastischer Stufe* verharren, dann verschwinden die Spermatogonien gänzlich und es bleiben nur undifferenzierte oder ausreifende Sertoli-Zellen übrig. In den anderen Tubuli kommt es zu *progressiver Schädigung der Spermiogenese*, zumindest leidet die Spermiohistogenese Schaden; schließlich degeneriert das Keimepithel auch im Stadium der Reifeteilungen, so daß die Tubuli weitgehend entvölkern. Damit geht eine zunehmende *Fibrosierung der Wandungen* einher, wobei sich hyalines PAS-negatives Bindegewebe zwischen die Lamellen der Basalmembran, vorwiegend aber außerhalb davon ablagert. Die elastischen Fibrillen, die normalerweise von der Pubertät an die Tubuli zart umspinnen, nehmen mit zunehmender Fibrosierung und Schrumpfung deutlich zu, können aber im Bereich undifferenzierter hypoplastischer Kanälchen fehlen. Schließlich degenerieren auch die Sertoli-Zellen, mitunter in einer eigentümlich granulären, an die von HAMPERL beschriebenen Onkocyten erinnernden Weise, bis schließlich nur noch total verödete Tubulusreste übrig sind. Vereinzelt ist aber rudimentäre Spermiogenese auch noch in dystopen Hoden im 6. und 7. Lebensjahrzehnt beschrieben worden (REA).

Von der Pubertät an werden auch die *Leydig-Zellen* in Mitleidenschaft gezogen. Sie sind teils degenerativ verändert, teils hyperplastisch, wobei auch in den hyperplasierten Bezirken die Zellstrukturen alteriert sein können, und zwar oft um so mehr, je länger die Dystopie besteht (RABOCH u. ZAHOR). Es läßt sich nicht immer entscheiden, ob die Hyperplasie eine relative oder eine absolute ist; die degenerativen Veränderungen der Leydig-Zellen machen es jedenfalls verständlich, daß bei kryptorchen Patienten nicht selten die 17-Ketosteroide vermindert sind und Androgen-Mangelsymptome bestehen können (ENGBERG).

Wir haben für dieses Referat die Hodenbiopsien von 26 kryptorchen Patienten ausgewählt, wovon 7 im Kindes- oder Pubertätsalter stehen. Die Hoden der 19 postpuberalen Patienten zeigten durchwegs eine Parenchymschädigung, *und zwar auch dann, wenn nur ein Hoden retiniert* war und die Biopsie aus dem spontan descendierten anderen Hoden stammte. In 6 Fällen war noch vereinzelte Ausreifung von Spermien erkennbar, 13 mal bestanden schwere Involutionen des Keimepithels, 4 mal fanden sich nur noch Sertoli-Zellen in den Tubuli, ein 45 jähriger Patient mit Impotentia coeundi wies eine komplette Hodenfibrose auf. Einer der Patienten hatte ein cytologisch gesichertes Klinefelter-Syndrom, er zeigte bemerkenswerterweise noch basale Vorstufen der Spermiogenese.

Der histologische Befund dystoper Hoden ist zwar eindrucksvoll, aber *nicht spezifisch*, weder prä- noch postpuberal. So hat FERGUSON-SMITH in den Testes von Kindern mit Klinefelter-Syndrom ganz ähnliche tubuläre Hypoplasien mit frühzeitigem Schwund der Spermatogonien gefunden und dementsprechend das ganze Krankheitsbild als „Primary Micro-orchidism" bezeichnet. Auch postpuberale Endzustände retinierter Hoden können von denen eines Klinefelter-Syndroms kaum abgegrenzt werden, es sei denn durch die cyto-histologische Geschlechtsbestimmung im Hodenparenchym, d. h. durch den Nachweis des Barrschen Chromatinkörperchens. Dazu eignen sich im Hoden aber nur die Zellkerne von gut erhaltenen Leydigzellen oder von normalen Fibroblasten.

Zur Histopathologie des Klinefelter-Syndroms nur noch ein kurzer zusätzlicher Hinweis. Bekanntlich stimmt der Gewebsbefund degenerierter Klinefelter-Hoden weitgehend mit schweren primären Orchidopathien anderer Genese überein, doch gibt es ein differentialdiagnostisches Kriterium, das zu wenig beachtet wird: Während von der Pubertät an in normalen *und* primär geschädigten Hoden zarte elastische Fibrillen um die Tubuli vorhanden sind, die in verstärktem Ausmaß auch noch hyaline Tubulusreste umhüllen, fehlt diese Elastose im Klinefelter-Hoden fast vollständig. Etwas ähnliches sieht man nur noch um hypoplastische Tubuli, deren Zellinhalt auf infantiler Stufe persistiert. Beim Klinefelter-Syndrom fehlen die elastischen Fibrillen aber auch um Kanälchen mit scheinbar differenzierten Sertolizellen. Vielleicht hängt diese ausbleibende Elastose nicht nur mit einer mangelhaften „androgenen Kontaktwirkung" (DE LA BALZE; TONUTTI) der angrenzenden Leydigzellen, sondern auch mit der abnormen chromosomalen Konstitution der Sertolizellen und der Wandfibroblasten zusammen, welche eine reguläre funktionelle Mitwirkung an der normalen Ausreifung der Tubuluswandungen unmöglich macht, wobei die elastischen Fibrillen ein Bestandteil dieses Reifungsprozesses sind.

Abschließend sei noch kurz auf die *Histopathologie der interstitiellen Leydigzellen* eingegangen, da sie bei der praktischen Diagnostik der Hodenbiopsien meist zu wenig berücksichtigt werden. Zunächst ist festzustellen, daß *auch im gesunden Hoden nicht alle Leydigzellen morphologisch voll entfaltet* sind und sich immer einige in physiologischer Alterung oder Neubildung befinden. Gemeinsam mit EIFEL haben wir bei Auszählungen von Leydigzellen in normalen Hoden jüngerer Erwachsener festgestellt, daß 10—40% aller Leydigzellen derart transformiert sein können. Von einem sicher pathologischen Befund kann man erst sprechen, wenn 50% der Leydigzellen degenerativ verändert sind. Dieser Prozentsatz nimmt mit der Schwere der Hodenschädigung meist noch zu, wobei die am stärksten degenerierten Leydigzellen und Tubuli häufig eng benachbart sind.

Bei *primären* Orchidopathien pflegen die Leydigzellen oft *unter gleichzeitiger Hyperplasie* zu degenerieren. Ihre Kerne werden hydropisch, wandhyperchromatisch, pyknotisch, nicht selten fusiform und fibroblastenähnlich. Das Cytoplasma erscheint teils verstärkt kondensiert, teils vacuolär-grobwabig und zerfließlich. Die pyknotischen Kerne sintern zu einer Art „Kerngeröll" zusammen, so daß die vorhergehende Hyperplasie wieder maskiert wird. Der Lipoidgehalt nimmt ab, die argyrophilen Fibrillen (als histogenetischer Hinweis auf den reticulären Ursprung der Leydigzellen) bilden ein engmaschiges Netzwerk. Der Übergang der degenerierenden Zellen in die fibrosierten Tubuluswandungen erfolgt fließend.

Demgegenüber erscheint das Interstitium *sekundärer* Orchidopathien eigentümlich „leer", da sich die nicht mehr gonadotrop stimulierten Leydigzellen zu undifferenzierten, von präexistenten Reticulumzellen schwer unterscheidbaren Mesenchymzellen zurückbilden. Hier kann die subtile histomorphologische Analyse der Leydigzellen die funktionelle Analyse der Gonadotropinausscheidung wertvoll ergänzen bzw. vorwegnehmen.

Aus den gebrachten Beispielen mag deutlich geworden sein, daß die pathogenetische Beurteilung hypogonadaler Zustände durch eine sorgfältige histologische Diagnostik entscheidend gefördert werden kann. Fast immer läßt sich zwischen prä- und postpuberalem Beginn, oft auch zwischen primärer und sekundärer Genese der Orchidopathie unterscheiden. Die Möglichkeiten der histologischen Biopsiediagnostik sind noch lange nicht genügend ausgeschöpft. Vor *einer* Illusion muß allerdings gewarnt werden, daß nämlich der Gewebsbefund die Ätiologie der Störung offenbart. Diesbezüglich besteht eine ähnliche Problematik wie in der klinischen Andrologie.

Aussprache

Herr DOEPFMER (Bonn):

Zwei weitere wichtige Indikationen für die Hodenbiopsie sind einmal die Nekrospermie und zum anderen der Aspermatismus. Bei der Nekrospermie soll die Hodenbiopsie klären, ob primär eine testiculäre Nekrospermie vorliegt. Bei dem Aspermatismus muß mittels der Hodenbiopsie die Frage einer eventuellen Entleerungsstörung aufgeklärt werden.

Herr KADEN (Berlin):

Kann man dem Patienten bestätigen, daß er mit Sicherheit durch die Hodenbiopsie selbst keinen Schaden erleidet? Gelegentlich werden solche Fragen vom Patienten gestellt, die an einer Subfertilität leiden.

Herr Heite (Freiburg):

Vertreten Sie die Auffassung, daß man die Hodenbiopsie grundsätzlich doppelseitig vornehmen muß?

Herr Hornstein (Düsseldorf):

Ja.
Die Indikation der Hodenbiopsie kann man durchaus noch erweitern.
Eine Schädigung durch die Hodenbiopsie ist nicht zu erwarten, wenn der Patient sich an die vom Arzt gegebenen Empfehlungen und Ratschläge hält. Wir machen ebenso, wie Herr Doepfmer, die Hodenbiopsie stets ambulant, lassen die Patienten 4 Std nach der Operation liegen und entlassen sie dann nach Hause, mit der Maßgabe, 2 Tage feste Bettruhe einzuhalten und in jedem Falle 5 Tage arbeitsunfähig zu bleiben. Wir haben bisher niemals Schwierigkeiten oder Komplikationen erlebt, wenn die Patienten sich an diese Empfehlung hielten.

Aus der Urologischen Klinik der Medizinischen Universität in Budapest
(Vorstand: Univ.-Professor Dr. A. Babics)

Untersuchungen über die Verbindung zwischen Cauda und Corpus des menschlichen Nebenhodens

Von

J. Molnár, M. Tóth und A. Babics

Mit 2 Abbildungen

Es ist wohlbekannt, daß in der Cauda epid. meistens chronische narbige Prozesse anzutreffen sind. Nebenhoden-Entzündungen von ascendierender Natur — seien sie durch Gonorrhoe, Tuberkulose, ja banale Infektionen verursacht — lassen nach Beruhigung bzw. Heilung meist in der Cauda einen narbigen Knoten zurück, wo es dann auch sehr oft zur Obliteration des Kanals kommt. Diese Erscheinung war der eine Grund, um nachzusehen, worin dies liegen mag. Eine andere Anregung für unsere Untersuchungen ergab das Interesse, wie sich das Kanalsystem in diesem Gebiet gestaltet; kann sich dies auf das Verhalten der Spermien auswirken, ist es möglich, ein „Ventilsystem" anzutreffen, wie es Knaus (1937) aus Kaninchenversuchen vermutete?

Wir spritzten in 46 Fällen in den Samenleiter frisch entfernter Hoden — Nebenhoden von Unfallsleichen — verschiedene Lösungen: Indigokarmin, Tusche, wäßrige und viscöse Röntgenkontrastmittel und Korrosionsemulsionen (Polyester-Ausgußharz) ein und fanden in *sämtlichen* Fällen, daß diese Mittel nur in die *Cauda gelangten, weiter nie.* (Die Kontrastlösung kommt auch bei großem Druck nicht weiter, vielmehr platzt der Kanal und es entsteht ein Extravasat. Wir haben den Verdacht, daß bei manchen Epididymogrammen, bei denen die Autoren diesen Kontrastfleck z. B. als Cyste bezeichnen, es sich eigentlich um ein Extravasat handelt.)

Wir haben nun diese Caudastellen teils fein freigelegt, teils an Korrosionspräparaten dargestellt. Dieser fragliche Teil liegt eigentlich zwischen dem Corpus und der Cauda epididymidis, also am distalen Ende der sog. Ansa epididymodeferentialis. Wir haben bei sechs Präparaten Serienschnitte angefertigt, um zu klären, wie sich diese Partie histologisch darstellt.

Die ersten Bilder zeigen die zwei Kanäle noch voneinander entfernt, die Struktur ist noch ganz verschieden. Das zweite Präparat gibt diese Teile schon im Zusammenhang wieder: die proximalen Tubuli sind durch die Polyester-Harzmasse sicherlich erweitert; dieses Material ist mit den Spermien aus dem Schnitt ausgefallen — das erfolgte bei *jedem* Präparat. Die Muskelhülle ist verdickt, die Lumina verengen sich, der Kanal engt sich ein, wird immer gewundener, bildet Knäuel und all dies scheint sich auf einige Millimeter zu erstrecken. Dieser distale Teil des Kanals ist an *allen* Schnitten mit Spermien ausgefüllt. An weiter distalwärts gelegenen Schnitten wird die Muskulatur immer feiner und die Windungen des Kanals ruhiger, von größerem Radius. Klappen — also eine Art von Ventilsystem — haben wir nicht gefunden. Es ist übrigens kaum vorstellbar, daß sich so feine Gebilde wie Klappen bei einem starken Überdruck, den wir einige Male anwendeten, Widerstand hätten leisten können, vielmehr platzte die unbedingt dickere Ductuswand. Nach unserer Auffassung arbeitet der rückfluß-

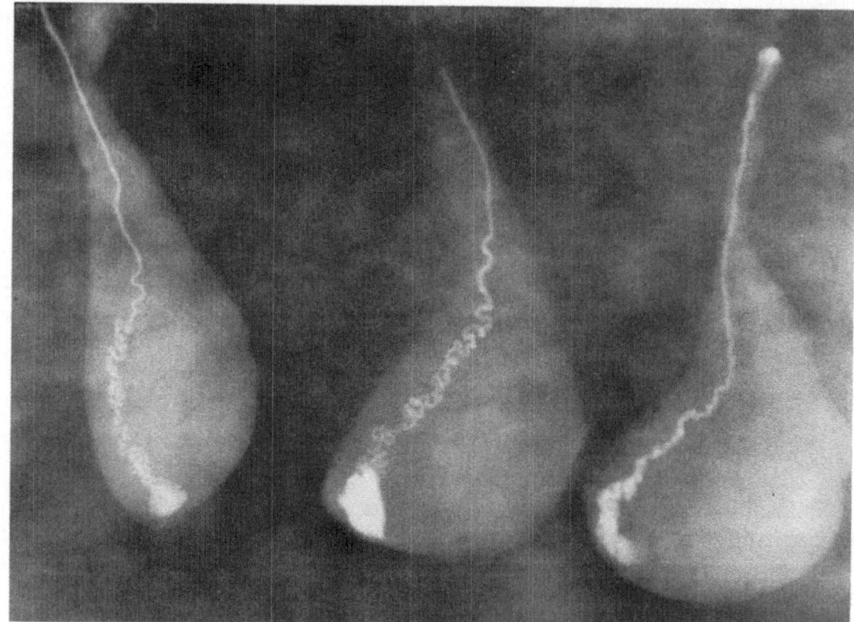

Abb. 1. Epididymogramme von 3 Leichen-Präparaten. Im mittleren Nebenhoden Extravasat durch Überdruck

verhindernde Mechanismus in dem Sinne, daß die z. B. anläßlich der Ejaculation auftretende Druckerhöhung die Windungen in dem sowieso engen Übergangsteil zusammendrückt, aneinander preßt, infolgedessen entstehen so starke Knickungen, daß der Rückfluß der Spermien unmöglich wird. Durch diese Untersuchungen glauben wir die Worte von Knaus dokumentiert zu haben: „diese auf den Epididymis-Schweif streng lokalisierte Stauung mit so hohem Innendruck ist bei einem — gegen den Hoden zu offenen Gangsystem physikalisch unmöglich". Dieser Abwehrmechanismus ist übrigens nicht überraschend, da im Organismus an jenen Stellen, wo zwei Hohlorgane mit verschiedenem Innendruck kommunizieren, Abwehrsysteme zu finden sind, die den Rückfluß verhindern, so z. B. die valvula ileocoecalis, der Sphincter Oddi, oder das Ureterostium — nur sind der Mechanismus und die Lumenverhältnisse unterschiedlich.

Mit der Frage der Epididymographie hat sich in erster Reihe Boreau beschäftigt. Seine Bilder zeigen den unseren ähnliche Aufnahmen, jedoch konnte er auch totale Füllungen erzielen, wenn auch — wie Boreau schreibt (1963) — selten. Die Übergangspartie, die „ansa", die er ebenfalls äußerst knäuelreich gefunden hat, hält er mehr für einen zu dem Deferens gehörenden Teil, und es ist auch unsere Auffassung, daß man jenen Abschnitt, der gewöhnlich als „Cauda" bezeichnet wird, eigentlich — im funktionalen Sinne — als den distalsten Teil des Samenleiters betrachten sollte.

Golji (1957) stellte fest, daß in *normalen* Fällen die Kontrastfüllung im allgemeinen nicht über den Glomus *minor* hinauskommt; nur selten wurde das Corpus epid. als schwacher Schatten sichtbar. Da wir an unseren 46 Präparaten keinen

Füllungsübertritt in das Corpus feststellen konnten, neigen wir zu der Annahme, daß eine totale Füllung des Ductus epididymidis nur dann möglich sein kann, wenn das Knäuelsystem sich unvollkommen entwickelt hat oder eben geschädigt und deshalb insuffizient geworden ist. Eine Füllung des Nebenhodenkörpers sollte eigentlich als ein abnormales Zeichen gewertet werden. Es ist doch auffallend, daß wir in so vielen Fällen immer einen Stop antrafen! Hierzu sei bemerkt, daß die Cauda physikalisch immer intakt, normal war und mehrere der Verunglückten Kinder hatten. Es könnte der Gedanke auftauchen, daß wir unsere Epididymogramme an post mortem-Material gewonnen haben — die Bilder der anderen

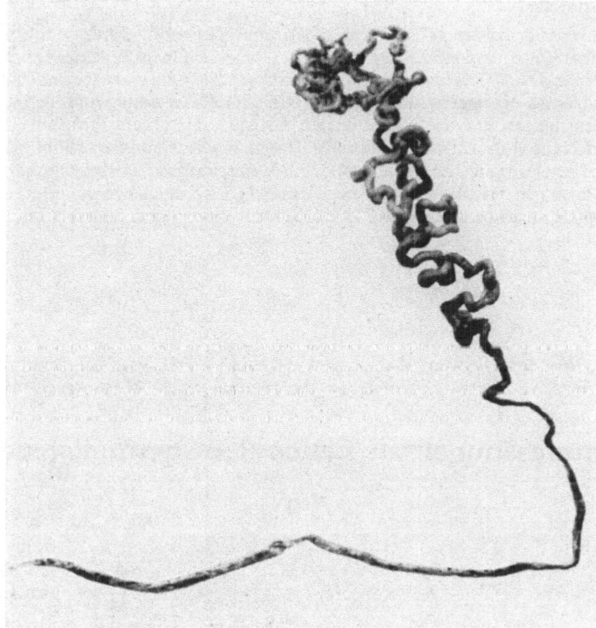

Abb. 2. Korrosions-Präparat eines Nebenhodens

Autoren stammen ja von Lebenden anläßlich von Operationen. Sicherlich haben wir nur einige Aufnahmen vom Operationstisch bei Orchidektomien angefertigt, und diese zeigten ebenfalls die Stockung des Kontrastmittels an der fraglichen Stelle — mit Ausnahme einer. GASSER (1964) hat an einem Bild das gleiche (Stop) festgestellt. Jedenfalls haben wir vor, mehr Epididymogramme bei Operationen durchzuführen, damit wir Erfahrungen auch in vivo sammeln. Als diagnostisches Verfahren lehnen wir jedoch die Epididymographie ab — und damit stehen wir nicht allein —, da sie nach unserer Auffassung die Diagnosestellung nicht entsprechend erweitert.

Durch unsere Beobachtungen glauben wir auch jener Antwort nähergekommen zu sein, warum Obliterationen gerade im Caudateil anzutreffen sind. Ascendierende, per continuitatem sich bewegende Bakterien pflegen sich dort zu inoculieren, wo sich ein Hohlraum, ein Kanal verengt, wo dem Weiterwandern der Bakterien ein Hindernis im Wege steht. Aus der Urologie kann man wieder ein nahestehendes Analogon anführen: die Implantation von Tuberkelbacillen pflegt im iuxtavesikalen Teil des Ureters oder am pyelo-ureteralen Abschnitt zu erfolgen, wo bebekanntlich eine physiologische Einengung besteht. Die Ureterwand wird an diesen Stellen rigid und vernarbt bald. Eine ähnliche Situation verlegt den Weg der ascendierenden Bakterien im „Übergangsteil" und die nur mikronenweiten Verhältnisse ermöglichen es sehr bald, daß ein Verschluß und später Vernarbung eben an dieser eingeengten knäuelreichen Stelle erfolgt.

Aussprache

Herr BORELLI (München):

Wenn ich Sie richtig verstanden habe, dann lehnten Sie die Epididymovasographie als diagnostisches Hilfsmittel ab. Können Sie uns einen Hinweis geben, welche Ersatzmethode geeignet sein kann?

Herr MOLNÁR (Budapest):

Die Epididymovasographie ist eine physikalische Methode. Eine sehr viel bessere physikalische Methode zur Prüfung der Durchgängigkeit der ableitenden Samenwege ist die Untersuchung des Spermas. Außerdem gewinnt man dabei ggf. Eitermaterial, kann Tbc-Erreger nachweisen, so daß eine Resistenzanalyse möglich ist. Falls sich wiederholt eine Verschluß-aspermie ergibt, empfehlen wir die Nebenhodenbiopsie, die relativ einfach ist und im übrigen den histologischen Nachweis über die tatsächlich im Nebenhoden vorliegenden pathologisch-anatomischen Veränderungen liefert. Das Epididymogramm beweist dagegen die Passagefreiheit nicht; es kann ein Hindernis im Sinne einer Obliteration vorliegen, es kann aber auch eine Durchgängigkeit vorhanden sein. Das Epididymogramm liefert hier keinen beweiskräftigen Befund.

Aus der Dermatologischen Universitäts-Klinik München
(Direktor: Prof. Dr. med. et Dr. med. h. c. A. MARCHIONINI)

Kernmessungen an Zellen der Spermatogenese

Von

H. J. BANDMANN*

Mit 3 Abbildungen

1. Die histologisch unmittelbar zu bestimmenden Zellen der Spermatogenese

ADOLF FREIHERR VON LA VALETTE-ST. GEORGE (Bonn) hat 1865—1885 die ununterbrochene Entwicklungskette von der Ursamenzelle bis zum Samenfaden nachgewiesen. Die Tatsache, daß sich Samenfäden aus Hodenzellkernen, bzw. aus Hodenzellen bilden, ist von KÖLLIKER 1844 und REICHERT 1847 entdeckt worden (Lit. s. JOEL).

Ein Jahrhundert später muß festgestellt werden, daß es noch keineswegs eine einheitliche Vorstellung über die Anzahl und die Beschaffenheit der einzelnen Glieder jener Entwicklungskette gibt.

Eine keineswegs vollständige und nur als Beispiel gewählte Zusammenstellung der in einigen gängigen Lehr- und Handbüchern niedergelegten Spermatogeneseschemata mag als Beweisangebot für unsere Behauptung dienen (Tab. 1). Abgesehen davon sind nicht einmal die Namen bestimmbarer Zellelemente gleich (Tab. 2 Synonyma).

Man sieht aus der Tab. 1 außerdem, daß manche Zellarten eine stabile Position in den verschiedenen Schemata einnehmen, während andere wechselnd hier und dort überhaupt nicht erwähnt werden.

---

* Unter Mitarbeit von Dr. R. MILBRADT und Frau J. ROTHER. Mit Unterstützung der Deutschen Forschungsgemeinschaft.

Tabelle 1

Autor	Unentwickelte Hodenzelle	Spermatogonien	Spermatocyt I.	Spermatocyt	Praespermatide I	Praespermatide II	Spermatide	Spermatozoen
STIEVE 1930	+	+	+	+	+	∅	+	+
BRAUS-ELZE 1934	∅	+	∅	+	+	+	∅	∅
STÖHR 1940	∅	+	∅	+	+	∅	+	+
SIEGLBAUER 1944	∅	+	∅	+	∅	∅	+	+
BENNINGHOFF 1944	∅	+	∅	+	+	∅	+	+
JOËL 1953	+	+	+	+	+	∅	+	+
HEINKE u. DOEPFMER 1960	+	+	∅	+	+	+	+	+
TONUTTI 1960	∅	+	∅	+	+	+	+	+
BRAZ 1963	∅	+	∅	+	+	∅	+	+

Tabelle 2. *Synonyme der Spermatogenese-Zellen*

Unentwickelte Hodenzelle
Follikelzelle, vegetative Hodenzelle; indifferente Hodenzelle; Sertolische Epithel-
zelle; indifferente, kleine Ursamenzelle, indifferente Samenzelle.
Spermatogonie
Spermiogonie, Ursamenzelle, Samenmutterzelle.
Spermatocyt I.
Spermatocyt
Spermiocyt, Spermatocyt I.
Präspermatide I. Ordnung
Präspermide I. Ordnung, Spermiocyt, Spermatocyt II. Ordnung
Präspermide II. Ordnung
Präspermide II. Ordnung.
Spermide
Spermide.
Spermatozoon
Spermie.

Zu diesen letzteren gehören die unentwickelten Hodenzellen, die Spermatocyten I und die
Präspermatiden II. Versucht man selbst anhand eines mikroskopischen Präparates des
normalen reifen Hodens eine eigene Vorstellung zu gewinnen, so sieht man 5 verschiedene
Zellarten. Sie sind nach Aussehen und nach ihrer Lage auf den ersten Blick voneinander zu
unterscheiden: Spermatozoen, Spermatiden, Präspermatiden, Spermatocyten und Spermatogonien.

Einer einfachen descriptiv ordnenden Morphologie ist es nicht gegeben, mehr als diese
5 Klassen anzuerkennen. Für die klinische Diagnostik der Hodenbiopsien muß man sich im
Befund deshalb in jenem engeren Bereich bewegen. Tatsächlich befolgen die andrologischen
Kliniker diese bislang ungeschriebene Regel bei der histologischen Auswertung, auch wenn sie
theoretisch umfassendere Spermiogenese-Vorstellungen niedergelegt haben (HEINKE u.
DOEPFMER).

2. Die nur mittelbar zu bestimmenden Zeilen der Spermatogenese

(Tabelle 3)

Die sich qualitativ morphologisch gleichenden Präspermatiden konnte G. HERT-
WIG aufgrund seiner Kernmessungen und gemäß Gesetzes des rhythmischen Kern-
wachstums durch Volumenverdoppelung (JACOBJ) in 2 Generationen trennen. Er
entdeckte, daß die Kernvolumina der Spermatocyten: Präspermatiden I: Präspermatiden II: Spermatiden sich verhielten wie 8:4:2:1.

Diese Feststellung führte zu dem weiteren Schluß, daß beim Menschen (ebenso
bei der Katze und der mit Prolan vorbehandelten Ratte, *nicht* bei der normalen

Tabelle 3

Zellart u. Name	Teilungs-fähigkeit	Reprodukt. Fähigkeit	Differenzierungs-Fähigkeit	Zell-Typ n. Cowdry	Isomorph mit		
Unentwickelte Hodenzelle	+	+	Sertolizelle Spermatogonie	vegetativ-intermitotisch 1	Spermatogonie Spermatocyt I.	Isomorph (Spermatogonie)	Spermatocyto-genese
Spermatogonie	+	+	Spermatocyt I.	vegetativ-intermitotisch 1	Unentwickelte Hodenzelle Spermatocyt I.		
Spermatocyt I.	∅	∅	Spermatocyt	differenziert intermitotisch 2	Unentwickelte Hodenzelle Spermatogonie		
Spermatocyt	+IR	∅	Präspermatid I.	differenziert intermitotisch 2	Bestimmbare Zelle		
Präspermatid I.	+IIR	∅	Präspermatid II.	differenziert intermitotisch 2	Präspermatid II.	Isomorph (Präspermatid)	Spermatohisto-genese
Präspermatid II.	+IIIR	∅	Spermatid	differenziert intermitotisch 2	Präspermatid I.		
Spermatid	∅	∅	Spermatozoon	differenziert intermitotisch 2	Bestimmbare Zelle		
Spermatozoon	∅	∅	—	fixiert postmitotisch 4	Bestimmbare Zelle		

Ratte) eine 3. Reifeteilung vorkommen müsse. — Die Trennung der 2 Präspermatidenklassen ist nur anhand statistischer Auswertung zahlreicher Meßergebnisse, nicht jedoch ohne weiteres für das jeweils vorliegende Zellindividuum möglich! —

Die vergleichende Betrachtung von Hodenpräparaten des Keimlings, des Knaben und des geschlechtsreifen Mannes veranlaßte STIEVE, die Existenz der „unentwickelten Hodenzelle" mit LA VALETTE, BENDER, V. EBNER, ROMEIS als gegeben anzunehmen.

Er schreibt jedoch ausdrücklich: „. . . daß die größeren Formen der ruhenden Hodenzellen ihrer Form nach nicht von den kleineren Formen der Spermatogonien zu unterscheiden sind. Die Unterschiede sind lediglich darin begründet, daß die unentwickelten Hodenzellen, wie eben ihr Name sagt, noch ganz unentwickelt sind und sich entweder zu Spermatogonien oder zn Fußzellen umbilden können." „. . . Die Unterschiede zwischen den unentwickelten Hodenzellen und den Spermatogonien sind also nicht ohne weiteres aus dem Bau der Zellen zu erkennen; sie zeigen sich erst dann, wenn die beiden Formen sich weiterentwickeln."

Diese den entsprechenden Absatz abschließenden Sätze STIEVEs muß man als letzte Folgerung seiner vorher versuchten Bemühungen, die Zellen descriptiv zu erfassen, verstehen.

Die im Handbuchband von STIEVE aufgezeigten und hier in Erinnerung gerufenen Probleme um die Klassifizierung der Hodenzellen vor den Reifeteilungen, also der Zellen, die sich mit diploiden Chromosomensätzen teilen und differenzieren müssen, sind von ROOSEN-RUNGE und BARLOW (1953) zum Gegenstand ihrer sich quantitativer Methoden bedienender Untersuchungen geworden. Von TONUTTI, WELLER, SCHUCHARDT und HEINKE (1960), HEINKE und DOEPFMER (1960) sowie jüngst von V. LANZ und NEUHÄUSER (1963) sind die von ROOSEN-RUNGE und BARLOW gewonnenen Ergebnisse gleichsinnig zitiert worden.

ROOSEN-RUNGE und BARLOW haben an ihrem Material durch Messungen an Ruhekernen *und* sich teilenden Kernen 7—8 Altersstufen herausgestellt. An Ruhekernen fanden sie 3 verschiedene Größenklassen.

3. Eigene Problemstellung

Die Überlegungen und die Klassifikation STIEVEs sowie die Ergebnisse von ROOSEN-RUNGE und BARLOW sind der Ausgangspunkt der eigenen Untersuchungen, die mit folgender Fragestellung unternommen worden sind: Gibt es bei den zunächst qualitativ homogen erscheinenden Spermatogonien durch Kernmessungen zu unterscheidende Kollektive?

In diesem Vortrag bleibt unberücksichtigt:

1. Eine umfassende kritische Würdigung der Arbeiten von ROOSEN-RUNGE und BARLOW,
2. Die Diskussion der Frage, ob sich Sertolizellen aus den undifferenzierten Hodenzellen entwickeln. Es sei jedoch schon hier darauf hingewiesen, daß die Beantwortung der letzten Frage entscheidend für die Anerkennung oder Nichtanerkennung der realen Existenz des Del Castillo-Syndroms ist.

Für die hier dargestellten eigenen Untersuchungsergebnisse und deren Besprechung ist der Teil der Messungen von ROOSEN-RUNGE und BARLOW wesentlich, der sich auf die Ruhekerne bezieht: Als Spermatogonie wird von ihnen eine Zelle definiert, die in der periphersten Schicht liegt und eine gutgefärbte Kernmembran aufweist. Junge Spermatocyten sollen eine schwächere Membran besitzen und deshalb ausscheidbar sein. Ihre Zahl betrug nur 5,2%. Qualitative Unterschiede zwischen den einzelnen Zellen fanden auch ROOSEN-RUNGE und BARLOW nicht.

Sie verwendeten 12 μ dicke mit Eisenhämatoxylin gefärbte Schnitte von einem gesunden, reifen nach STIEVE fixierten Hoden. 1000 Kerne wurden nach Zeichnung, 2500 mit Ocularmikrometer ausgemessen. Als Beeinträchtigung ihrer Messung werteten sie Fehler, die durch die Beschränkung des Auflösungsvermögens der Optik ($^1/_3 \mu$) und solche, die durch einen 5%igen Meßfehler gegeben waren.

Die Meßergebnisse wurden auf Volumenkurven aufgetragen. Die Durchmesser der Kerne betrugen 3,6 μ — 9,8 μ, die Volumenäquivalente 34 μ^3 — 688 μ^3. Auf den ersten Blick ließen sich 3 Gipfel feststellen: 650 μ^3, 430 μ^3, 175 μ^3. Der letztere war in mehrere weitere Gipfel unterteilbar und umfaßte die meisten Zellen.

4. Die von uns angewandte Methodik

Das Untersuchungsmaterial stammte von 6 geschlechtsreifen Männern bei denen klinisch eine Aspermie (nicht Azoospermie) festgestellt worden war und bei denen durch eine Hodenbiopsie normales Hodengewebe diagnostiziert worden war (Verschlußaspermie). Ein weiteres

Exzisat stammt aus dem Hoden eines $4^1/_2$jährigen Knaben, der an einer Pubertas praecox litt. (Idiopathische hereditäre geschlechtsgebundene Form. Fall von Priv.-Doz. Dr. DIETER KNORR, Univ.-Kinderklinik München). Alle 7 Exzisate sind unmittelbar nach Entnahme in stubenwarmer Bouinscher Lösung fixiert worden, es wurden 6—8 μ dicke Paraffinschnitte angefertigt und diese mit Hämatoxylin-Eosin gefärbt.

Die Messungen erfolgten an einem Zeiss-W-Stativ mit einem Apochromat 1,32 (Öl-Immersion) und mit einem Zeiss-Meßokular im Auszugtubus, der es gestattete, unmittelbare Werte in $^1/_{10}$ μ abzulesen.

Jedes Präparat wurde streng für sich ausgewertet, da fixationsbedingte Schwankungen von Präparat zu Präparat zwischen $^1/_4 — ^1/_2$ μ feststellbar waren. Von jedem Präparat wurden je 500 Kerne gemessen, jeder 3mal. Der Mittelwert wurde in die Kurven eingetragen. Die dreifachen Meßergebnisse schwankten sehr gering (unter 0,25 μ). Die Werte wurden in Gruppen von $^1/_4$ μ Differenz zusammengefaßt. Genau auf der Mitte zwischen 2 Gruppen stehende Werte sind stets dem kleineren zugeschlagen worden. Es wurde der größte Durchmesser der fast immer kreisrunden Kerne gemessen. Die Messungen wurden von 3 verschiedenen Personen durchgeführt (5 von R., je 1 von B und M), damit verglichen werden konnte, ob die Ähnlichkeiten der Diagramme etwa von Präparat zu Präparat oder von Beobachter zu Beobachter wechseln würden. Färbungen mit Eisenhämatoxylin oder Gallocyanin ermöglichten keine leichtere oder genauere Messung als solche mit Hämatoxylin-Eosin. — Es sind alle Zellen, die unmittelbar der Tubuluswand anlagen, ausgemessen worden. Die einzige Ausnahme waren die deutlich als solche ansprechbaren Sertolizellen.

5. Ergebnisse der eigenen Untersuchungen (Abb. 1)

Die Diagramme 1a bis 1f (Abb. 1) sind insoweit ähnlich, als daß sie 3 Gipfel erkennen lassen, die durch 2 konstant anzutreffende Senken voneinander getrennt sind. Der mittlere Gipfel zeigt eine weitere unregelmäßige Gliederung.

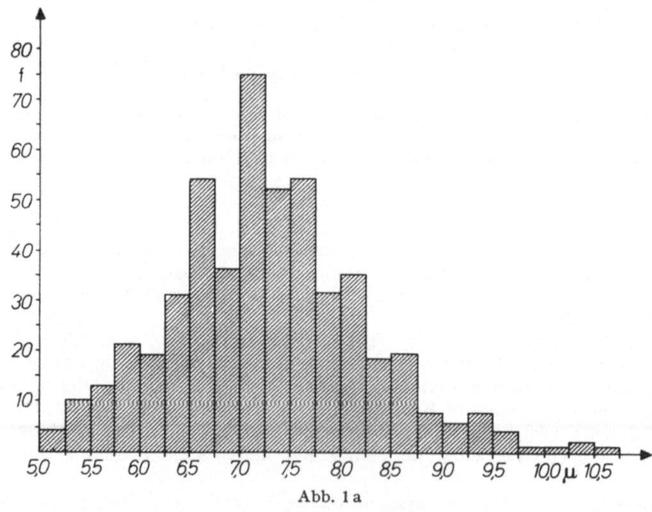

Abb. 1a

Abb. 1a—g. Diagramm der Meßergebnisse von Spermatogonienkernen. y = Zahl der Messung; x = Kerngröße. Diagramm 1a mit 1f): Meßergebnisse von geschlechtsreifem Hodengewebe. Diagramm 1g): Meßergebnisse von Pubertas praecox Hoden

Die Diagramme wurden nur insoweit ausgewertet, als die Ähnlichkeiten konstant anzutreffen waren.

Bei den Diagrammen 1a—1c liegt der 1. Gipfel bei Kernen mit einem Durchmesser von 6,5 μ, der 2. Gipfel bei Kernen mit einem Durchmesser von 7—7,5 μ und der 3. Gipfel bei solchen mit einem Durchmesser von 8,0 μ. Die entsprechenden Kernvolumina verhalten sich in Annäherung wie 1 : 1, 4 : 1,9.

Bei den Diagrammen 1d—1f liegt der 1. Gipfel bei Kernen mit einem Durchmesser von 6 μ, der 2. bei solchen mit Durchmesser = 6,5—7,0 μ, der 3. mit

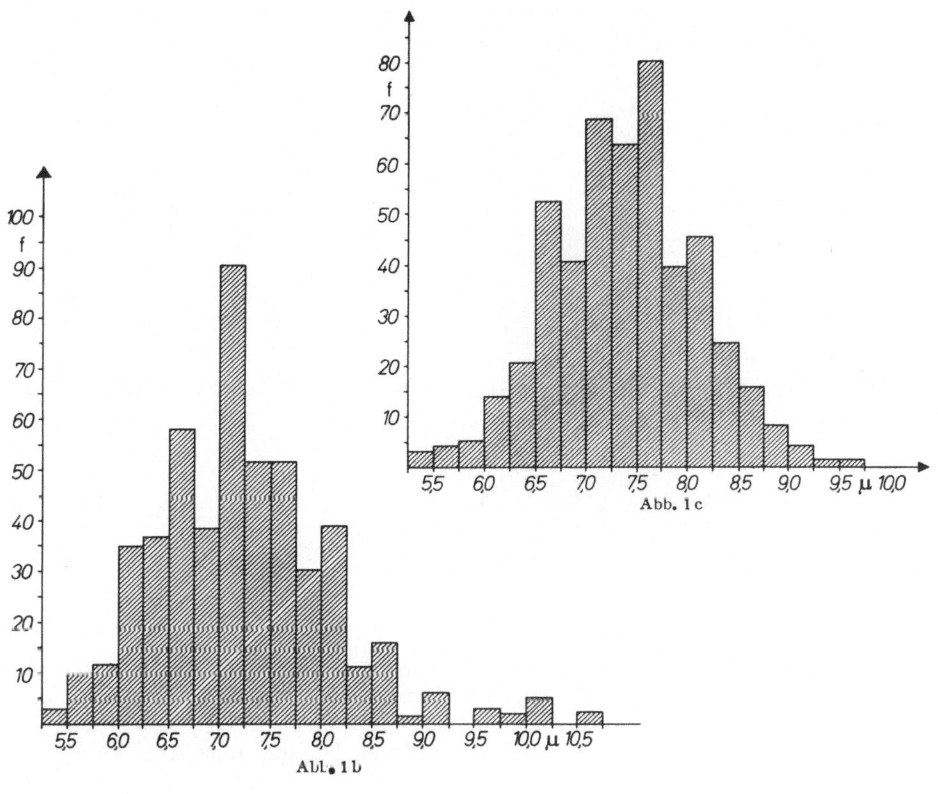

Abb. 1 c

Abb. 1 b

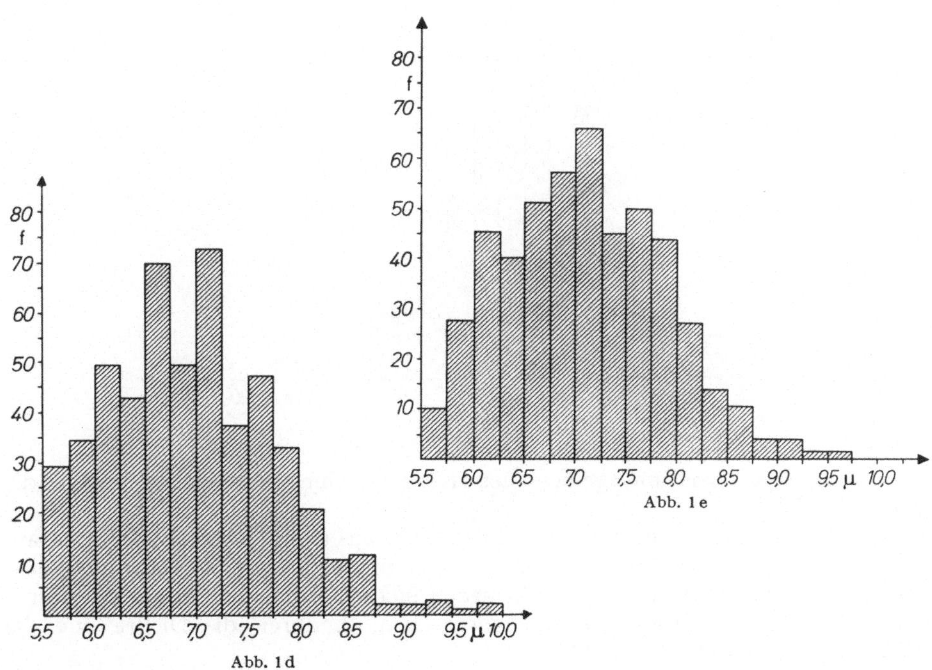

Abb. 1 e

Abb. 1 d

Durchmesser = 7,5 μ (fixationsbedingte Differenz von Präparat 1 a–c zu Präparat 1 d–f). Die entsprechenden Kernvolumina verhalten sich also in Annäherung wie 1:1,4:2.

Das Diagramm 1 g (Pubertas praecox) unterscheidet sich von den vorher besprochenen (1 a–f) dadurch, daß nur 2 Kollektive deutlich werden, von denen

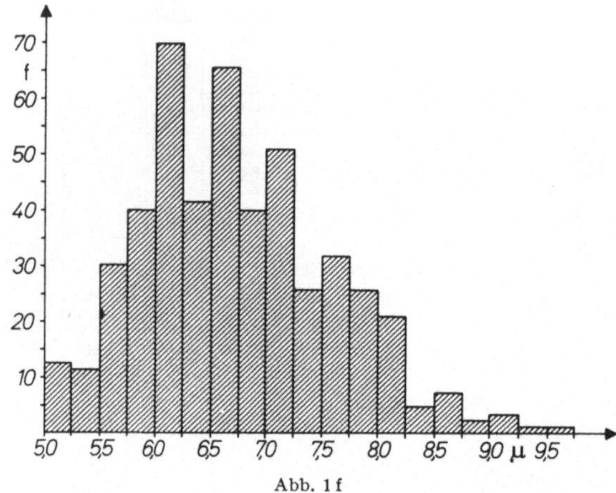

Abb. 1 f

das 2. wiederum eine Unterteilung aufweist. Die Volumenäquivalente verhalten sich wie 1:1,4. Der sonst zu beobachtende 3. Gipfel ist hier nicht eindeutig bestimmbar.

Die Häufigkeitsverteilung im einzelnen sind den Diagrammen Abb. 1 zu entnehmen.

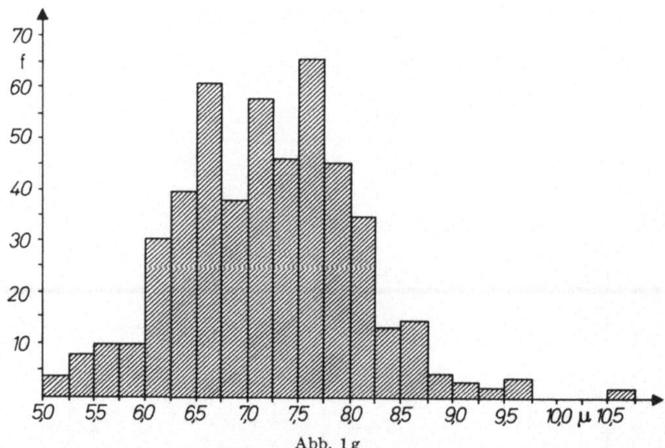

Abb. 1 g

Die kleinsten von uns gemessenen Kerndurchmesser betrugen 4,75 μ, die größten 10,75 μ.

Die Gestalt der vermessenen Zeilen war durchaus nicht einheitlich. Gemeinsam war allen 1. Die Randständigkeit, 2. die fast immer kreisrunde Gestalt, 3. eine deutliche Kernmembran. Sie unterschieden sich 1. durch die Anzahl der Kernkörperchen, 2. die Größe der Kernkörperchen, 3. durch die Dichte und die Körnelung des Chromatins (Abb. 2).

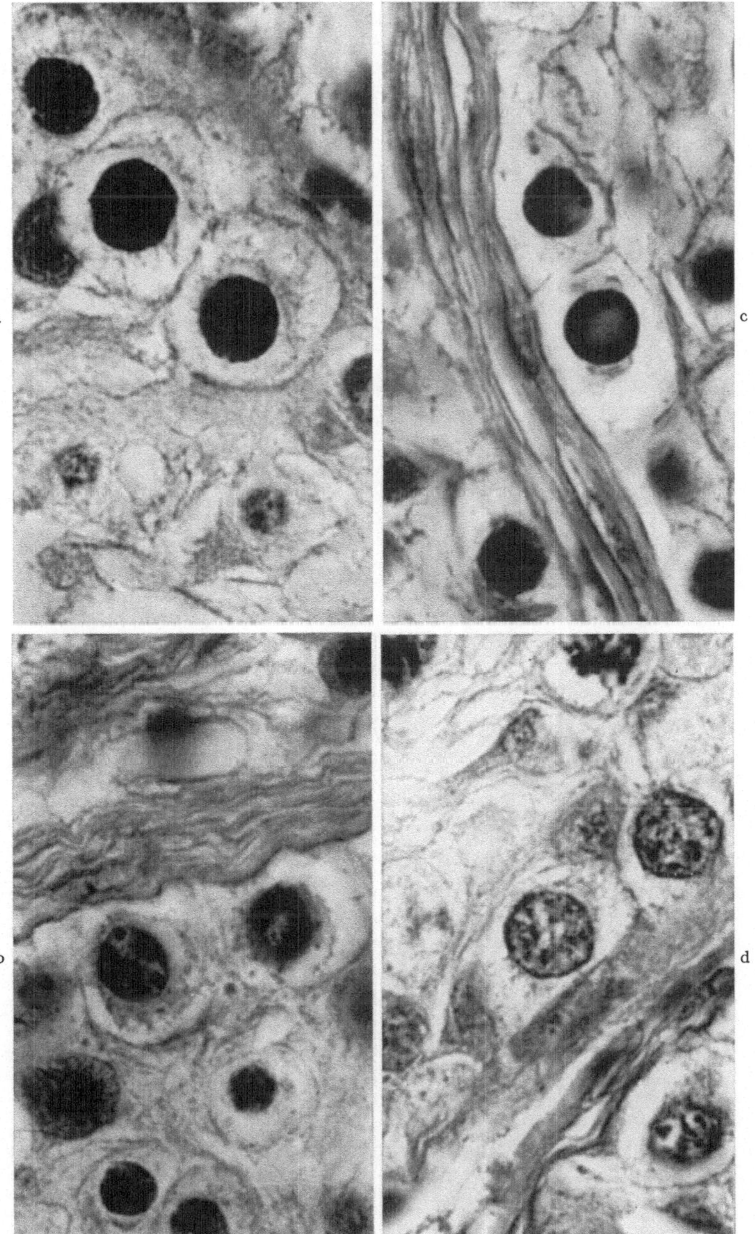

Abb. 2 a—d. Normaler geschlechtsreifer Hoden. Fixation nach BOUIN, H.-E., 6—8, Aufnahme mit Planapochromat 1,3 (Öl-Immersion), Adox KB 14. Spermatogonie: a) mit chromatindichtem Kern; b) mit Kernvacuolen; c) mit Nucleoli, d) mit lockerem Chromatingerüst

6. Besprechung der Beobachtungen

Wie STIEVE und ROOSE-RUNGE mit BARLOW konnten wir qualitativ verschieden gestaltete randständige Hodenzellen in den Tubuli (unter Ausschluß der Sertoli-Zellen) beobachten. Eine 1. Zuordnung der verschieden gestalteten Zellen zu bestimmten Kerngrößen ist uns bis jetzt nicht gelungen. Bei der Auswertung der Kurven muß man berücksichtigen: 1. Wir messen die Kerne in relativ dicken Schnitten. Beträgt der Durchmesser eines Kernes doch 4,75—10,75 μ und die Schnittdicke während des Schneidevorganges 6—8 μ. Die effektive Dicke der gefärbten und eingebetteten Schnitte ist nicht exakt bestimmbar. Sie dürfte in der

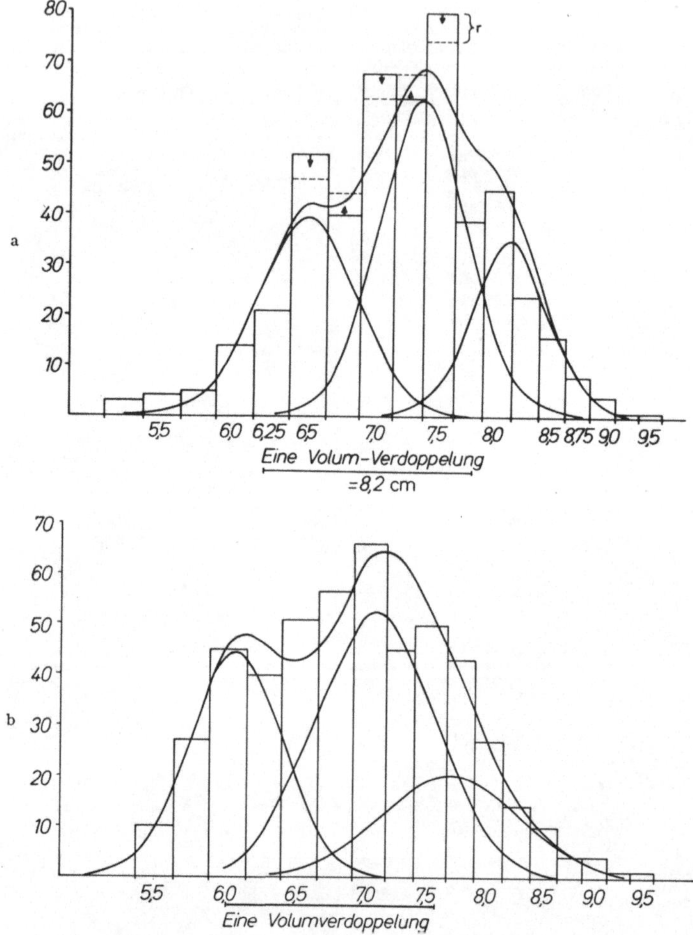

Abb. 3 a u. b. Auflösung zweier Diagramme in Gauss'sche Verteilungskurven (Dr.-Ing. A. HENNIG). a) entspricht Abb. 1c, b) entspricht Abb. 1e

Größenanordnung der Kerndurchmesser liegen. Die Möglichkeit, den jeweils größten Kerndurchmesser zu erfassen, ist also ungleich größer als die, einen anderen Kugelschnitt zu messen.

Die mathematische Diskussion der vorliegenden Meßergebnisse wird an anderer Stelle erfolgen. Die hier vorgetragenen Ergebnisse sind an 2 Beispielen von Dr.-Ing. A. HENNIG überprüft und so gesichert worden (Abb. 3).

Nach seinen Überlegungen ist durch die sich an den Diagrammen (Abb. 1) zu ersehende Ähnlichkeit und aus der Feststellung der Voluminaverhältnisse der Gipfelpunkte zueinander das Vorhandensein von mindestens 3 Zellkernkollektiven als außerordentlich wahrscheinlich anzunehmen.

In welchem biologischen Verhältnis stehen diese 3. Zellkern- und damit wahrscheinlich auch Zell- Kollektive zueinander? Für STIEVE waren die unentwickelten Hodenzellen die kleineren der randständigen Zellen (5—7 μ), die sich zu den

$7-8\,\mu$ großen Spermatogonien entwickelten. Ist eine Vermehrungsperiode abgeschlossen, so kommt es im allgemeinen zu einem Wachstumsprozeß der Kerne (Interphasenwachstum). Im Gegensatz dazu glauben ROOSEN-RUNGE und BARLOW, daß die jüngste Generation wesentlich kleiner als die der Stammzellen wäre.

Mit STIEVE halten wir es für wahrscheinlicher, daß die kleinen Zellen die unreiferen sind. Diese Annahme erfährt eine zweifache Begründung: 1. Bei dem Exzisat aus dem Hoden eines Knaben, bei dem es zu einer Pubertas praecox gekommen war, sahen wir im Hodenschnittbild, daß die Diagnose „bei qualitativer Auswertung normaler geschlechtsreifer Hoden" lautete. Die Auszählung der Spermatogonien zeigte sowohl eine beachtliche Vermehrung der Zellen mit einem Durchmesser von $6,5\,\mu$ (1. Gipfel Abb. 1g) als auch eine Abnahme der Zellen um $8\,\mu$ (Verschwinden des 3. Gipfels) im Vergleich zu der Auszählung der normalen Hoden geschlechtsreifer Männer.

Bei hypophysektomierten Ratten war die Zahl der kleineren Spermatogonienkernvolumina größer als die normaler oder die mit Choriogonadotropin behandelten Tiere. Die Mittelwertskurve der hypophysektomierten Tiere war höher und hatte eine nach links eingeengte Basis (TONUTTI).

Diese beiden Feststellungen können so erläutert werden: Der gerade zur Reife kommende Hoden verfügt noch über mehr unreife Elemente als der sich voll in Funktion befindliche. Der in seinem Reifungsprozeß durch Ausfall der Hypophyse gestörte Hoden verliert die reiferen Zellen und bildet sie bei Substitutionstherapie erneut aus.

Eine endgültige Antwort auf die Frage der Zuordnung der Kernkollektive kann und soll hier nicht gegeben werden. Als Ergebnis darf festgestellt werden, daß es in der Gruppe der Spermatogonien im weiteren Sinne 3 durch ihre Kerngröße zu definierende Kollektive gibt, daß diese den von JACOBJ anderenorts festgestellten mehrgipfeligen Kurven entsprechen und vor allem daß die verschiedenen Kernvolumina konstante Proportionen aufweisen. Diese Tatsache folgt augenscheinlich einer allgemeinen biologischen Regel, die heute vielfältig gedeutet wird (LINZBACH 1955).

Zusammenfassung

Nachdem die Unterschiede zwischen einer unmittelbar und einer mittelbar zu deutenden Zellentwicklungskette der Spermiogenese aufgezeigt worden sind, werden 7×500 (1500) Kernmessungen an Spermatogonien im weiteren Sinne mitgeteilt. Aus den Diagrammen und den konstanten Proportionen der Kernvolumina wird auf die Existenz von 3 größenverschiedenen Kernkollektiven geschlossen. Das Ergebnis bestätigt zunächst einen Teil der bislang ungesicherten Feststellungen von ROOSEN-RUNGE und BARLOW. Die biologischen Beziehungen der 3 Kollektive werden zur Diskussion gestellt. Auf die Übereinstimmung der Befunde mit dem Gesetz von JACOBJ wird hingewiesen.

Literatur

HEINKE, E., u. R. DOEPFMER: Fertilitätsstörungen beim Manne. Somatischer Teil. In: J. JADASSOHNs Hdb. d. Haut- u. Geschl.-Krkht. Erg. Werk Bd. VI/3, herausgegeben von A. MARCHIONINI. Berlin-Göttingen-Heidelberg: Springer 1960.
HERTWIG, G.: Z. mikr. anat. Forsch. 33, 373 (1933).
JACOBJ, W.: Z. mikr. anat. Forsch. 38, 161 (1935).
JOEL, CH. A.: Studien am menschlichen Sperma. Basel: Benno Schwabe & Co 1953.
LANZ, T. v., u. G. NEUHÄUSER: Z. Anat. Entwickl.-Gesch. 123, 462 (1963).
LINZBACH, A. J.: Quantitative Biologie und Morphologie des Wachstums einschließlich Hypertrophie und Riesenzellen. Hdb. der allgemeinen Pathologie VI/1 Redigiert von F. BÜCHNER. Berlin-Göttingen-Heidelberg: Springer Verlag 1955.

Roosen-Runge, E. C., u. F. D. Barlow: Amer. J. Anat. 93, 143 (1953).
Stieve, H.: Männliche Genitalorgane Bd. VII/2 des Hdb. Mikroskopische Anatomie des
  Menschen. Herausgegeben von W. v. Möllendorff. Berlin: Julius Springer 1930.
Tonutti, E.: Über die Strukturelemente des Hodens und ihr Verhalten unter experimentellen
  Bedingungen. Berlin-Göttingen-Heidelberg: Springer-Verlag 1955.
— O. Weller, E. Schuchardt u. E. Heinke: Die männliche Keimdrüse. Stuttgart: Georg
  Thieme-Verlag 1960.

Aussprache

Herr Götz (Essen):

Sie haben in Ihren Ausführungen nachgewiesen, daß bei einer Gruppe von Spermatogonien ein extrem niedriger Zelldurchmesser gefunden wurde. Läßt sich daraus die Aussage
ableiten, daß diese kleinen Spermatogonien unreife Hodenzellen sind oder geht aus dieser
Gruppe direkt die Spermatocyte hervor.

Herr Hornstein (Düsseldorf):

Ein Teil der Autoren bezeichnet die von Ihnen richtigerweise als Präspermatide an-
gesprochene Zelle als Spermatocyt II. Die Definitionsschwierigkeiten der einzelnen Zellen der
Spermiogenese überwinden wir am besten, wenn wir uns daran halten, von Spermatogonien,
Spermiocyt, Präspermatide I, Präspermatide II, Spermatide zu sprechen.

Die Spermatogonien vermehren sich mehrfach, bevor sie ansetzen zum Übergangsspermio-
cyten. Diese Frage ist kürzlich an Ratten durch autoradiographische Untersuchungen geklärt
worden. Eine Urspermatogonie teilt sich fünfmal mitotisch, bevor der Abschub zur Spermio-
cyte erfolgt. Dieser Vorgang dauert genau 14 Tage. Bis zum reifen Spermatozoon vergehen
dann weitere 14 Tage. Ich stimme allerdings nicht mit Ihnen darin überein, daß man im unreifen Hodenparenchym die unreifen Germinativzellen nicht von Spermatogonien unterscheiden kann. Beide Zellen sind ein völlig anderer Strukturtypus. Dieses Problem greift
allerdings in die Frage Unitarier und Dualisten hinein, deren große Repräsentanten Romeis
und Stieve gewesen sind. Wir sind lichtoptisch durchaus in der Lage, diese beiden Zellformen
morphologisch voneinander abzugrenzen. Vielleicht hätten Sie bei Ihren Untersuchungen
außer dem Diameter auch das Volumen stärker berücksichtigen müssen. Dann hätte sich
sicher die von Ihnen angeführte Jacobjsche Regel bestätigt: Die arithmetische Verdoppelung
des Kernvolumens.

Herr Bandmann (München):

Ich glaube nicht, daß man am unreifen Hoden, d. h. am Hoden des Keimlings, etwas über
die Zellstruktur aussagen kann. Am reifen Hoden ist es bisher nicht möglich gewesen, qualitativ in irgendeiner Weise eine Differenz zu finden. Stieve schreibt dazu: „. . ., daß die
größeren Formen der Hodenzellen von vornherein nicht von den kleineren Formen der Spermatogonien zu unterscheiden sind.

Die Unterschiede sind lediglich darin begründet, daß die unentwickelten Hodenzellen, die,
wie ihr Name sagt, noch ganz unentwickelt sind, sich entweder zu Spermatogonien oder zu
Fußzellen umbilden können."

Der Dualismus Stieve-Romeis bezieht sich nicht auf diese Frage. Dieser Dualismus bezog
sich auf die Frage der produzierten Hormone: Produzieren die Leydig-Zellen die Hormone oder
Zellen des Tubulus?

Ich glaube, daß die kleine Spermatogonie eine unreife Hodenzelle ist. Ich kann Ihre Frage,
Herr Prof. Götz, allerdings nicht eindeutig beantworten, da die entsprechenden Untersuchungen noch im Fluß sind.

Herr Leidl (München):

Welchen Sinn hat cytogenetisch die III. Reifeteilung?

Herr Bandmann (München):

Bei den meisten Tieren sind nur zwei Reifeteilungen bekannt. G. Hertwig fiel bei der
Katze auf, daß die Spermatogonien außerordentlich klein waren, was für ihn der Ausgangspunkt seiner Messungen gewesen ist. Dabei wurden dann drei Reifeteilungen festgestellt. Bei
der normalen Ratte gibt es auch nur zwei Reifeteilungen; behandelt man sie dagegen mit Prolan, dann tritt plötzlich eine dritte Reifeteilung auf. Welchen Sinn die dritte Reifeteilung hat,
kann ich nicht beantworten, da ich mich dafür nicht kompetent fühle.

Herr Hornstein hat in seiner Diskussionsbemerkung die autoradiographischen Untersuchungen an der Ratte angeführt. Diese Befunde kennen wir sehr genau aus dem Jahre 1953,
als Roosen-Runge und Barlow eine entsprechende Mitteilung machten. Danach gibt es
wahrscheinlich 7 Mitosestufen. Allerdings haben Roosen-Runge und Barlow zu geringes

Material gehabt. Sie haben darüber hinaus verschiedene Mitosen ausgemessen. Man kann aber Kernvoluminabestimmungen nur an den Ruhekernen durchführen. Die Kernvolumina sind von uns selbstverständlich bestimmt worden. Auf der gezeigten Kurve sind die Kernvolumina unten angeführt. Sie verhalten sich in Stufen von 1 zu 9 bei den ersten drei Diagrammen, bei den zweiten Diagrammen von 1 zu 2, das Mittelkollektiv verhält sich $1:1:4:2$; die berühmte Jacobjsche Ordnung ist damit erhalten.

Herr Horstmann (Hamburg):

Hertwig hat das Problem der dritten Reifeteilung ins Rollen gebracht, so daß die Feststellung von Herrn Bandmann zu Recht besteht.

Aus der Physiologischen Abteilung der Medizinischen Fakultät
Karolinska Institutet, Stockholm, Schweden
(Leiter: Dozent Dr. Rune Eliasson)

Die Prostaglandine

Von

Rune Eliasson

Mit 3 Abbildungen

Zu Beginn der dreißiger Jahre wurde die pharmakodynamische Aktivität des Seminalplasmas und des Extraktes aus gewissen akzessorischen Genitaldrüsen von Mensch und Schaf unabhängig voneinander beschrieben von Kurzrok u. Mitarb. (1930), Goldblatt (1933) und Euler (1934)[1]. Die Verteilung, biologische Wirkung und chemische Natur dieses aktiven Faktors wurde von 1936 bis 1939 von Euler weiterhin studiert.

Euler zeigte, daß die chemischen und biologischen Eigenschaften dieses Faktors ihn von allen anderen autopharmakologischen Substanzen unterscheiden, und er wurde Prostaglandin genannt. Er definierte Prostaglandin als „das saure, fettlösliche, glattmuskelstimulierende und blutdrucksenkende Prinzip, vorhanden im Seminalplasma und Extrakt einiger Geschlechtsdrüsen von Mensch und Schaf".

Während der letzten Jahre haben Bergström u. Mitarb. (2, 3) eine Anzahl glattmuskelstimulierender Verbindungen aus dem Prostaglandinextrakt isoliert und in kristallinischer Form erhalten. Diese Verbindungen kann man in zwei Hauptgruppen unterteilen: Prostaglandin E und Prostaglandin F.

Es gibt drei verschiedene E-Verbindungen, genannt E_1, E_2 und E_3. Die chemischen Formeln dieser Verbindungen sind aus Abb. 1 zu ersehen.

Wenn die Keto-Gruppe in Position 9 reduziert ist, bekommt man die sog. F-Verbindungen. Aus jeder E-Verbindung bekommt man zwei F-Substanzen, eine mit der Hydroxylgruppe in α-Stellung und eine mit derselben Gruppe in β-Stellung. In der Natur gibt es nur F-Substanzen mit der Hydroxylgruppe in α-Stellung. Die chemischen Formeln der F-Verbindungen sind gleichfalls in Abb. 1 dargestellt.

Mit den neuen chemischen Methoden ist es möglich geworden, das Vorkommen der verschiedenen Prostaglandin-Verbindungen im Organismus näher zu studieren. Die unvergleichbar größte Menge findet man im Seminalplasma des Menschen. Außer den PGE-Verbindungen findet man im menschlichen Seminalplasma auch kleine Mengen $PGF_{1\alpha}$ und $PGF_{2\alpha}$ (3). Wird die glattmuskelstimulierende Aktivität des Seminalplasmas in PGE_1-Aequivalenten ausgedrückt, findet man zwischen 20 und 800 μg PGE_1-Aequivalente per ml (4).

Die Durchschnittsaktivität von Proben infertiler Männer ist niedriger als die von Männern in fertiler Ehe (1). Ob dieser Unterschied irgendeine klinische Bedeutung hat, wird untersucht. Die Resultate von Hawkins und Labrum (1) aus denen hervorgeht, daß eine gewisse Relation zwischen Fruchtbarkeit und Prostaglandingehalt bei Männern mit Oligospermie besteht, sprechen jedoch für diese Hypothese.

---

[1] Für Referenzen vor 1959 wird der Leser auf die Referenzliste bei Eliasson 1959 (1) verwiesen.

Die Prostaglandine sind der einzige glattmuskelstimulierende Faktor von Bedeutung im menschlichen Seminalplasma. Das Vorkommen von ungefähr $2\,\mu g$ Histamin pro ml wurde von VANDELLI (*1*) angegeben. KATSH hat behauptet, daß auch große Mengen 5-Hydroxytryptamin im Samen vorkommen, aber dies konnte nicht bestätigt werden (*5, 6*).

Die Prostaglandine werden nicht von der Prostata, sondern sowohl beim Menschen als auch beim Schaf von der Samenblase (Samendrüse) ausgeschieden (*1*).

PGE₁ — *11a, 15 - Dihydroxy-9-Keto-Prost-13-Enoic Acid*

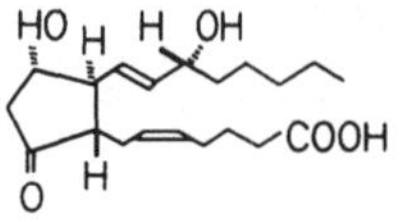

PGE₂ — *11a, 15 - Dihydroxy-9-Keto-Prosta-5,13-Dienoic Acid*

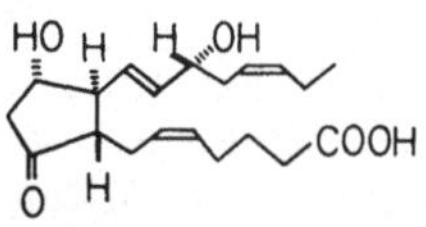

PGE₃ — *11a, 15 - Dihydroxy-9-Keto-Prosta-5,13,17-Trienoic Acid*

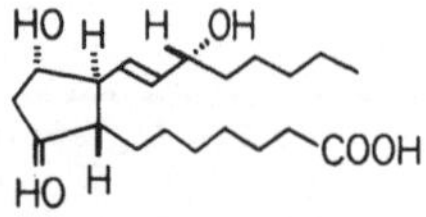

PGF₁ₐ — *9a,11a,15-Trihydroxy-Prost-13-Enoic Acid*

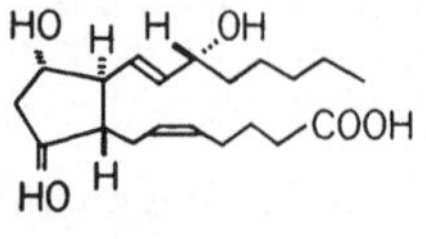

PGF₂ₐ — *9a,11a,15-Trihydroxy-Prost-5,13-Dienoic Acid*

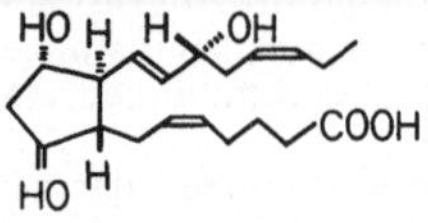

PGF₃ₐ — *9a,11a,15-Trihydroxy-Prosta-5,13,17 Dienoic Acid*

Abb. 1. Chemische Formeln für die verschiedenen Prostaglandine

Um die isolierten und kristallinischen Prostaglandine von dem teilweise gereinigten Prostaglandintotalextrakt vom Menschen oder Schaf zu unterscheiden, werden im folgenden die letzteren als HSF-PG (human seminal fluid prostaglandin) bzw. SVG-PG (sheep vesicular gland prostaglandin) bezeichnet.

Man hat auch PGE_1 in der Thymusdrüse der Rinder nachgewiesen, und zwar in einer Menge, die 0,8 $\mu g/g$ entspricht. PGE_2 wurde kürzlich aus dem Lungengewebe des Schafes isoliert. Das Lungengewebe vom Menschen, Schaf, Schwein und Meerschweinchen enthält $PGF_{2\alpha}$ in einer Menge, die 0,5 $\mu g/g$ entspricht. Der von AMBACHE aus dem Irismuskel isolierte Extrakt „Irin" kann mit den neuen Methoden in vier biologisch aktive Komponenten aufgespalten werden. Einer dieser Komponenten ist mit $PGF_{2\alpha}$ identisch. Auch der von PICKLES aus menschlichem Endometrium isolierte „Menstrual Stimulant", der die Motilität isolierter Muskelstreifen des menschlichen Uterus stimuliert, enthält kleine Mengen $PGF_{2\alpha}$ und PGE_2 (Ref. siehe unter 7).

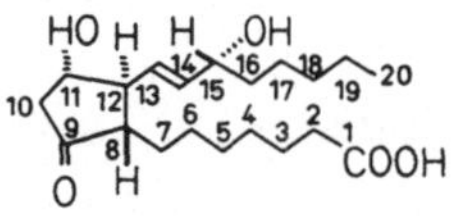

Das Vorkommen dieser kleinen Mengen Prostaglandine in gewissen Organen soll jedoch im Vergleich zu den großen Mengen im Seminalplasma vom Menschen, Schaf und Ziege betrachtet werden. Prostaglandine hat man dagegen nicht im Seminalplasma anderer untersuchter Tierarten nachweisen können.

Die chemische Strukturformel des Prostaglandin E_2 ist der der Arachidonsäure sehr ähnlich, und man hat kürzlich gezeigt, daß Homogenate von den Samendrüsen des Schafes PGE_2 aus Arachidonsäure herstellen können. Dieses Homogenat enthält Fermente, die auch andere ungesättigte Fettsäuren in Prostaglandin E_1, E_2 oder E_3 umwandeln können (*8*).

Die biologische Aktivität von teilweise gereinigten Prostaglandinpräparaten wird oft in Einheiten ausgedrückt. Gemäß EULERs Definition entspricht eine Einheit der Aktivität von 0,1 mg eines von ihm hergestellten Bariumsalzpräparates von Prostaglandin aus Schafdrüsen. Bei Prüfung am isolierten Kaninchendünndarm entspricht 0,2—0,25 solcher Einheiten der biologischen Aktivität von 1 μg PGE$_1$. Das Aktivitätsverhältnis ist jedoch verschieden bei verschiedenen Organsystemen (Ref. s. unter 7), was auf dem Vorkommen mehrerer Prostaglandine mit verschiedener Wirkung im Standardpräparat beruht.

Die Menge Prostaglandin, die mit gesäuerten organischen Lösungsmitteln aus den Samendrüsen des Schafes extrahiert werden kann, übersteigt nicht 2,5 Einheiten per Gramm. Der Gewinn aus diesen Organen kann jedoch mehrmals erhöht werden, wenn man die zerkleinerten Drüsen in einer geeigneten Pufferlösung inkubiert, bevor man Prostaglandin extrahiert (7). Ob dieses auf einer enzymatischen Freisetzung des im Gewebe gebundenen Prostaglandins beruht, oder einer schnellen Neubildung, ist nicht geklärt.

Im Hinblick auf die biologischen Eigenschaften liegen qualitative Unterschiede zwischen den PGE- und PGF-Gruppen vor, während es sich innerhalb der Verbindungen derselben Gruppe in erster Linie um quantitative Unterschiede handelt.

Sowohl PGE- als auch PGF-Verbindungen haben einen stark stimulierenden Effekt auf Glattmuskelorgane, wie z. B. Kaninchendarm in vivo und in vitro, isolierter Meerschweinchendarm usw. Die biologische Aktivität ist in der gleichen Größenordnung wie die für Acetylcholin, Histamin und Oxytocin. Für den isolierten Kaninchendarm ist die Schwellendosis für PGE$_1$ in der Größenordnung 0,002 μg/g und für PGF$_{2\alpha}$ 0,001 μg/ml Badflüssigkeit.

Der Uterus vom Kaninchen und Meerschweinchen wird auch durch die Prostaglandine stimuliert. Der Rattenuterus in situ ist eine Ausnahme, und er wird auch nicht von einer hohen Dosis HSF-PG oder SVG-PG beeinflußt. Die intramuskuläre Injektion von diesen Prostaglandinextrakten verursacht andererseits bei der Ratte einen markierten und verlängerten Abfall des Blutdruckes (7).

Beim Kaninchen wird bei intravaginaler oder intravenöser Applikation von HSF-PG, SVG-PG oder PGE$_1$ eine Verminderung des Tonus im Eileiter hervorgerufen (7, 9).

Bei intravenöser Injektion bei narkotisierten Tieren, wie Kaninchen oder Katze, erhält man mit den PGE-Verbindungen eine markante Senkung des Blutdruckes. Eine Injektion von 0,5 μg PGE$_1$ per kg ergibt beim Kaninchen eine Senkung des Blutdruckes von ungefähr 20—30%. PGE$_2$ und PGE$_3$ sind weniger aktiv.

Die PGF-Verbindungen sind ungefähr 30—50mal weniger aktiv als PGE$_1$ auf den Blutdruck bei intravenöser Injektion. Bei der Katze führt die intravenöse Injektion von 15—30 μg PGF$_{2\alpha}$ per kg zu einer Senkung des Blutdruckes und außerdem zu einer Erhöhung des Druckes in der rechten Herzkammer.

BERGSTRÖM, DUNÉR, PERNOW und EULER (10) fanden, daß intravenöse Infusion der reinen PGE-Verbindung in einer Dosis von ungefähr 0,2 bis 0,7 μg/kg pro Minute beim Menschen eine Erhöhung der Herzfrequenz verursachte, sowie Gefäßerweiterung in der Haut und einen Abfall des arteriellen Blutdruckes. Es war keine besondere Veränderung des Druckes in der rechten Herzkammer festzustellen, obgleich eine Tendenz zum Steigen des Druckes in der Lungenarterie während der Infusion vorhanden war. Das Schlagvolumen ging um 20% herunter. Die subjektiven Symptome waren stark markiert mit Kopfschmerzen, und das Gefühl einer Zusammenziehung in der Pharynx und Druck im Brustkorb die am meisten störenden Symptome.

Wenn die PGE-Verbindungen in die lateralen Hirnventrikel nicht betäubter Katzen gemäß der Methode von FELDBERG und SHERWOOD (1963) injiziert werden, dann werden Beruhigung, Erstarrung und Zeichen von Katatonie hervorgerufen. Diese Symptome können mit 3 μg PGE$_1$ per kg erregt werden. Eine intravenöse Injektion von 10—20 μg PGE$_1$ per kg verursacht keine zentralnervösen Symptome in den Katzen. Wenn man andererseits 10 bis

400 μg PGE$_1$ per kg intravenös in Küken injiziert, erhält man eine offensichtliche Verminderung der Atmungsfrequenz und kräftige Beruhigung. Daß man in Küken zentralnervöse Symptome hervorrufen konnte, beruht darauf, daß die Blut-Hirnschranke in ihrem Alter noch nicht entwickelt war (*11*).

EULER demonstrierte (1936), daß die Injektion von SVG-PG die blutdruckerhöhende Wirkung von 10 μg Adrenalin in Kaninchen signifikant schwächte (*1*). Es wurde kürzlich gezeigt, daß dieser antagonistische Effekt auch in die Kreislaufwirkung von Noradrenalin, Vasopressin und Angiotensin eingreift (*12*). PGE$_1$ hat auch eine antagonistische Wirkung auf den Effekt von Katecholaminen, ACTH, Glucagon und TSH auf den Fettmetabolismus (*13, 14*).

Großes Interesse wurde natürlich der Einwirkung der Prostaglandine auf die Motorik der nicht-graviden, menschlichen Gebärmutter gewidmet. KURZROK u. Mitarb. beobachteten, daß die Zugabe von Samen zu isolierten Stücken menschlichen, nicht-graviden Myometriums gewöhnlich einen markanten Abfall von Tonus und Beweglichkeit des Uterus verursacht. Einige der Gebärmutterstreifen reagierten jedoch mit gesteigerter Aktivität auf einige Samenproben, aber mit Hemmung auf andere. Schließlich gab es eine kleine Gruppe von uterinen Präparaten, die auf alle Samenproben, die getestet wurden, mit Stimulierung reagierten. Die Autoren berichteten auch, daß jene Uteri, die regelmäßig durch Samen stimuliert wurden, von Patienten mit langandauernder Infertilität stammten und daher auf eine Beziehung zwischen Reaktion des Uterus und Fertilität schließen ließen (*1*).

Der Effekt von HSF-PG auf die Beweglichkeit und das Reaktionsmuster des menschlichen Myometriums wurde weiter in unserem Laboratorium studiert. Es wurde gezeigt, daß kein qualitativer oder quantitativer Unterschied zwischem dem Effekt von Samen und einer entsprechenden Menge gereinigten Prostaglandins besteht. Die gewöhnliche Reaktion des Myometriums auf HSF-PG ist Hemmung, und das Myometrium ist am empfindlichsten während der Mitte des Cyclus (7).

Die Hinzugabe von 0,005 Einheiten HSF-PG per ml (gleichwertig mit 0,05 μg PGE$_1$ per ml) Badflüssigkeit genügt gewöhnlich, um einen ausgesprochenen Effekt während der Ovulationszeit hervorzurufen. Größere Dosen sind aber früher und später in der Menstruationsperiode für eine Wirkung erforderlich. Der Unterschied in der Empfindlichkeit von Streifen von der Mitte der Periode und denjenigen aus der früheren oder späteren Phase des Menstruationscyclus ist statistisch stark hervortretend.

Wenn man die kristallinischen Substanzen prüft, findet man, daß die verschiedenen PGE-Verbindungen in einer Dosis von 0,05 μg per ml Badflüssigkeit eine Hemmung des Streifens hervorrufen, während die PGF-Verbindungen in derselben Dosis keinen Effekt haben. Wird die Menge PGF erhöht, so werden die Muskelstreifen stimuliert.

Unter gewissen klinischen und experimentellen Bedingungen verursacht HSF-PG vermehrte Beweglichkeit und Tonus des Myometriums. Nach unserem heutigen Wissen scheint es, daß das Reaktionsmuster von der Empfindlichkeit des Uterus und der Menge der verschiedenen Prostaglandine im Totalextrakt abhängt. Dies wird durch verschiedene Experimente gezeigt werden.

Einige Streifen reagieren auf eine kleine Dosis von HSF-PG mit gesteigerter Motilität, während eine etwas größere Dosis die gewöhnliche Hemmung in dem gleichen Präparat hervorruft. In anderen Experimenten kann man durch Veränderung der Kaliumkonzentration in der Badflüssigkeit die Empfindlichkeit für die PGE- und PGF-Verbindungen beeinflussen. Wird die Kaliumkonzentration vermindert, dann wird die hemmende Wirkung der E-Verbindungen erhöht, während eine erhöhte Kaliumkonzentration den stimulierenden Effekt der F-Verbindungen verstärkt und auch den hemmenden Effekt des Prostaglandin E abschwächt (7).

Der Effekt von Prostaglandinpräparaten auf den menschlichen nicht-graviden, Uterus in vivo ist natürlich von besonderem Interesse. In den Experimenten von KARLSON sowie von ELIASSON und POSSE wurde die Uterusmotilität durch KARLSONs Methode registriert. Drei separate Druckgeber wurden in die Uterushöhle eingeführt, und dadurch konnte gleichzeitig der Druck in Corpus, Isthmus und Cervix aufgezeichnet werden.

Seminalplasma oder HSF-PG, das in die Vagina eingeführt wird, übt einen Effekt auf die Uterusmotilität während der Mitte des Cyclus aus, weniger aber in anderen Phasen der Periode. Die gewöhnliche Reaktion ist eine Stimulierung, auf

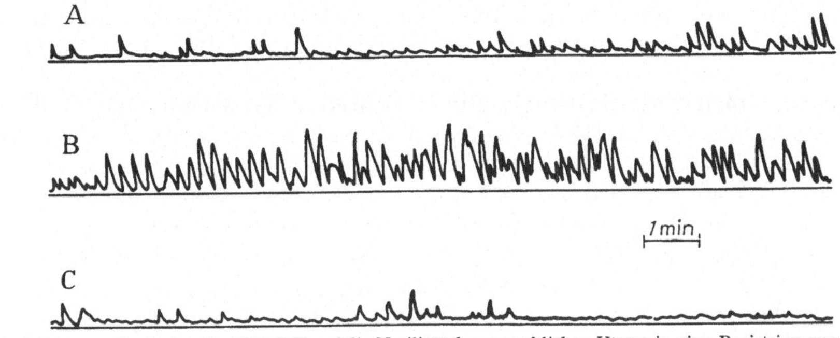

Abb. 2. Effekt von Prostaglandin (HSF-PG) auf die Motilität des menschlichen Uterus in vivo. Registrierung vom corpus uteri zur Zeit der Ovulation. A. Kontrollperiode; B. 5—20 min nach intravaginaler Applikation von 150 Einheiten Prostaglandin. C. 25—40 min nach Applikation von Prostaglandin

die in einigen Fällen nach 20—25 min ein ausgesprochener Abfall der Motilität folgt, wie in Abb. 2 gezeigt wird (auf dem Bild wird nur die Druckregistrierung im Corpus uteri gezeigt). Als Erklärung für dieses Reaktionsmuster wurde angenommen, daß die Prostaglandine kontinuierlich von der Vagina absorbiert und dadurch die Gewebskonzentration erhöht wird, was damit übereinstimmt, daß

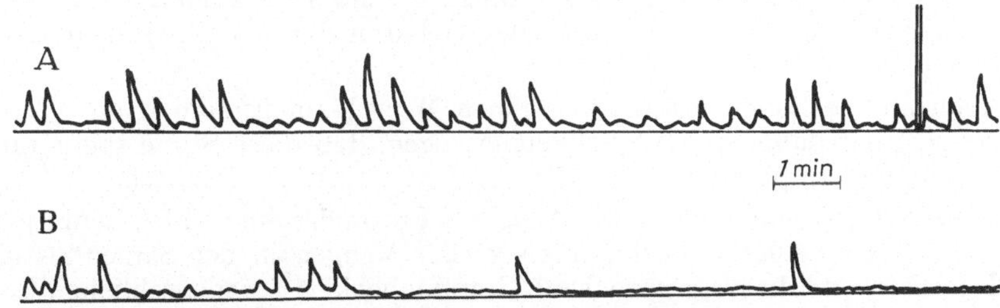

Abb. 3. Effekt von Prostaglandin (HSF-PG) auf die Motilität des menschlichen Uterus in vivo. Registrierung vom corpus uteri zur Zeit der Ovulation. Während des Experimentes wurde eine i.v. Infusion von 0,1 I.U. Oxytocin + 0,1 I.U. Vasopressin vorgenommen. A. Kontrollperiode. Bei der Markierung wurden 150 Einheiten Prostaglandin intravaginal appliziert. B. Registrierung 6—21 min nach Applikation von Prostaglandin

eine kleine Dosis Prostaglandin Stimulierung und eine etwas größere Dosis Hemmung der Motilität des gleichen Präparates verursacht. Auf Grund dessen wurde angenommen, daß bei gesteigerter Empfindlichkeit des Myometriums eine intravaginale Applikation der gleichen Menge Prostaglandine die hemmende Reaktion schneller hervorrufen könnte. Zu diesem Zweck wurde in der folgenden Periode bei den gleichen Frauen eine i.v. Infusion mit einem Oxytocin-Vasopressin-Präparat etwa 10 min vor dem Einführen des HSF-PG in die Vagina begonnen. Bei dieser Gelegenheit war die Reaktion auf die Prostaglandinzufuhr ein markantes Abfallen der Motilität, die in Abb. 3 gezeigt wird (*15*).

Es ist wahrscheinlich, daß während des Coitus, besonders in Verbindung mit Orgasmus, die Motilität und Empfindlichkeit des Uterus gesteigert sind. Wenn Prostaglandin tatsächlich einige Minuten nach der Ejakulation eine markante Verminderung der Uterusmotilität und des Tonus verursacht, könnte dies den Transport der Spermatozoen von der Samenflüssigkeit um die Portio herum in die Uterushöhle erleichtern.

Mit der Insufflationsmethode nach Rubin konnten Eliasson und Posse (16) demonstrieren, daß intravaginal appliziertes Prostaglandin zum berechneten Zeitpunkt der Ovulation bei 3 von 6 untersuchten Frauen mit ungeklärter Infertilität eine kräftige Steigerung des Durchströmungswiderstandes für Kohlendioxyd durch Uterus und Eileiter hervorrufen konnte. Ob dieser durch Prostaglandin hervorgerufene gesteigerte Tonus die „normale" Reaktion ist, konnte noch nicht geklärt werden. Diese Reaktion ist jedoch das, was man rein theoretisch erwarten kann, wenn man an einen durch Prostaglandin erleichterten Samentransport denkt, der durch Einsaugen in den Uterus bewirkt wird. Es ist in diesem Zusammenhang auch von Interesse, daß Sandberg u. Mitarb. mit in vitro-Versuchen zeigen konnten, daß sowohl HSF-PG als auch PGE_1 einen gesteigerten Tonus im proximalen Teil des Eileiters und Hemmung in den distalen Teilen hervorrufen konnte.

Was ist die physiologische Funktion der Prostaglandine? Euler (1) hat die Ansicht vertreten, daß Prostaglandin als Regulator der Entleerung der akzessorischen Geschlechtsdrüsen durch lokale Wirkung in den Bildungsstätten fungieren könnte, z. B. durch Unterstützung der Entleerungsmechanismen. Diese Ansicht ist bisher jedoch noch nicht durch in vivo-Versuche am Menschen oder Schaf gestützt worden.

Mit Rücksicht darauf, daß Prostaglandin in der Samenflüssigkeit in einer solchen Menge vorkommt, daß beim Empfänger ein biologischer Effekt erzeugt werden kann, sowie aus der Tatsache, daß die Gebärmutter zum Zeitpunkt der Ovulation am meisten empfindlich ist für Prostaglandin, dürfte es nicht als unwahrscheinlich erscheinen, daß dieser Faktor von Bedeutung für die Fortpflanzung ist. Eliasson (1) hat die Hypothese vorgelegt, daß Prostaglandin durch seine hemmende Wirkung auf die Motorik der Gebärmutter den Spermientransport erleichtert.

Prostaglandine kommen auch in kleinen Mengen im Endometrium vor, und Pickles (17) hat daher die Möglichkeit erwogen, daß diese Stoffe sogar für die Befruchtung und Implantation des Eis von Bedeutung sein könnten.

Beweise für die biologische Bedeutung der Prostaglandine fehlen heute jedoch noch, aber das spezifische Vorkommen großer Mengen in der Samenflüssigkeit beim Menschen und die ausgesprochene Empfindlichkeit der menschlichen Gebärmutter auf Prostaglandin zum Zeitpunkt der Ovulation sprechen stark dafür, daß diese hormonähnlichen Substanzen von großer Bedeutung für die Reproduktionsphysiologie des Menschen sind.

Literatur

(1) Eliasson, R.: Acta physiol. scand. 46, Suppl. 158 (1959).
(2) Bergström, S., R. Ryhage, B. Samuelsson, and J.. Sjövall: Acta chem. scand. 16, 501—502 (1962).
(3) Samuelsson, B.: J. biol. Chem. 238, 3229—3234 (1963).
(4) Horton, E. W., and G. J. Thompson: Brit. J. Pharmacol. 22, 183—188 (1964).
(5) Katsh, S.: J. Urol. (Baltimore) 81, 570—572 (1959).
(6) Eliasson, R.: J. Urol. (Baltimore) 86, 676—678 (1961).
(7) Bygdeman, M.: Acta physiol. scand. 63, 5—78 (1964).
(8) Dorp, D. A. van, R. K. Beerthuis, D. H. Nugteren, and H. Vonkeman: Nature(Lond.) 203, 839—841 (1964).

(9) Horton, E. W., I. H. M. Main, and C. J. Thompson: J. Physiol. (Lond.) **168**, 54—55 (1963).
(10) Bergström, S., H. Dunér, U. S. v. Euler, B. Pernow, and J. Sjövall: Acta physiol. scand. **45**, 145, 151 (1959).
(11) Horton, E. W.: Brit. J. Pharmacol. **22**, 189—192 (1964).
(12) Holmes, S. W., E. W. Horton, and I. H. M. Main: Brit. J. Pharmacol. **21**, 538—543 (1963).
(13) Steinberg, D., M. Vaughan, P. J. Nestel, and S. Bergström: Biochem. Pharmacol. **12**, 764—766 (1963).
(14) Bergström, S., L. A. Carlsson, and L. Orö: Acta physiol. scand. **60**, 170—180 (1964).
(15) Eliasson, R., and N. Posse: Acta obstet. gynecol. scand. **39**, 112—126 (1960).
(16) Eliasson, R., and N. Posse: Int. J. Fertil. **1965** (im Druck).
(17) Pickles, V. R., and W. J. Hall: J. Reprod. Fertil. **6**, 315—317 (1963).

Aus der Universitäts-Hautklinik Gießen
(Direktor: Prof. Dr. R. M. Bohnstedt)

Desoxyribonucleinsäurebestimmung und klinische Fertilitätsdiagnostik

Von

W. Meyhöfer

Mit 2 Abbildungen

An der Univ.-Hautklinik Gießen haben wir seit 1958 Desoxyribonucleinsäuren (DNS)-Bestimmungen in Spermienköpfen fertiler und infertiler Männer durchgeführt (Meyhöfer). Wir konnten diese Bestimmungen durch Bau eines Ultraviolett-Mikrospektrographen (Herrmann) möglich machen. Die Untersuchungen der Ultraviolett-Mikrospektrophotometrie basieren auf der Grundlagenforschung von Köhler und v. Rohr und die Bestimmung der Nucleinsäuren, die eine spezifische Absorption im Bereich der Wellenlänge 265 nm aufweisen, nach den Forschungsergebnissen u. a. von Soret, Hartley, Dhéré. Die quantitative Spektrophotometrie begann historisch gesehen mit Huggins 1865, aber erst Caspersson schuf 1936 die Grundlagen für quantitative und qualitative Absorptionsmessungen an der Zelle. Nachdem Sandritter u. Mitarb. sowie Leuchtenberger u. Mitarb. die ersten Untersuchungsergebnisse von Nucleinsäurenbestimmungen in Spermatozoenköpfen veröffentlicht hatten, konnten wir in Reihenuntersuchungen fertiler und unfertiler Männer durch Scanning-Messungen den DNS-Gehalt von Spermatozoen erfassen. Hierzu werden an Hand von Diapositiven zusammenfassende Ergebnisse demonstriert. Bei Spermatozoen aus Ejaculaten von Männern, in deren Ehen Kinder geboren waren, ermittelten wir den DNS-Gehalt von 2,18 bis $2{,}60 \times 10^{-12}$ g. Samenzellen von Patienten mit klinischer Infertilität zeigten dagegen hinsichtlich des DNS-Gehaltes in der Regel tiefere DNS-Mengen. Der DNS-Gehalt zeigte deutliche Flächenabhängigkeit. Die Nucleinsäurenbestimmungen in Spermatozoen nach der Feulgen-Mikrophotometrie zeigten in der Mehrzahl der untersuchten Fälle gleichartige Ergebnisse.

Für die klinische Fertilitätsdiagnostik scheinen uns folgende erarbeitete Ergebnisse von Wichtigkeit:

1. Ejaculate, die nach den bisher üblichen Untersuchungsmethoden als Normospermie befundet wurden, zeigen nach der quantitativen Nucleinsäurenbestimmung in den Spermatozoen nicht immer normale Ergebnisse. Die von der

Norm abweichenden DNS-Mengen haben in den beschriebenen Fällen zu einem großen Wahrscheinlichkeitsgrad die sterile Ehe bedingt. Auch fanden wir in mehreren Fällen bei Männern, deren Ehefrauen mehrere Fehlgeburten erlitten, deutlich herabgesetzte DNS-Mengen in normal geformten und normal großen Spermatozoenköpfen sog. Normospermien. Diese Tatsache wird an Hand eines Falles, in dem 4 Fehlgeburten bei der Ehefrau beobachtet wurden — und der Geburtshelfer keinen Anhalt für eine Auslösung bei der Ehefrau fand —, vorgestellt.

2. Hyperspermien wurden klinisch häufig bei Fehlgeburten der Ehefrauen beobachtet. Die Ursache für die Fehlgeburten war bisher unbekannt. Wir ermittelten bei 3 Patienten mit Hyperspermien verminderte DNS-Werte. Wir glauben somit auch hier einen Hinweis für die Möglichkeit der Ursache der Aborte herausstellen zu sollen.

3. Fehlgeburten bei sog. schlechten Samenqualitäten sind von einer Reihe von Klinikern in den letzten Jahrzehnten immer wieder beschrieben worden, u. a. von Mönch, Joël, Niendorf, Kehrer, Hinglais. In unserem Krankengut zeigten von 112 Patienten, deren Ehefrauen Fehlgeburten durchgemacht hatten, 72 Störungen in den Zusammensetzungen der Ejaculate. Wissen wir aber, wie oben ausgeführt, daß in diesen Ejaculaten sehr häufig eine Herabsetzung der DNS-Mengen in Spermienköpfen vorliegt (siehe auch Joël), müssen auch in diesen Fällen ursächliche Beziehungen zum DNS-Gehalt diskutiert werden.

4. Die Anzahl pathologisch ausgestalteter Spermienköpfe in den Ejaculaten ist ernst zu nehmen. Unsere Untersuchungen bestätigen die Vermutungen u. a. von Mönch, daß eine hohe Anzahl pathologisch veränderter Samenzellen im Ejaculat die Zeugungsfähigkeit eines Mannes negativ beeinflußt. So zeigten extrem tiefe

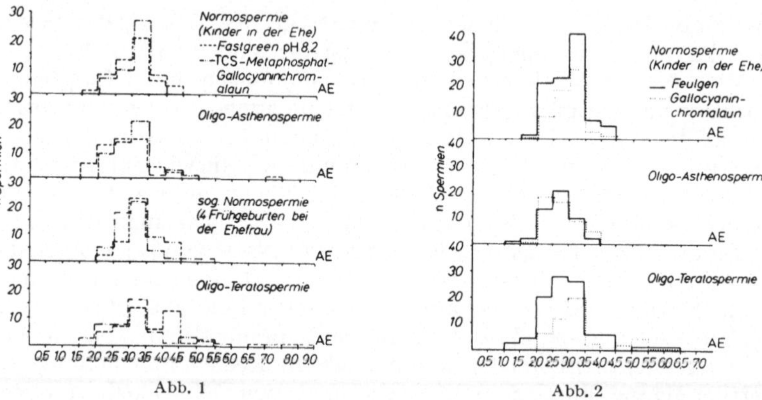

Abb. 1 Abb. 2

Abb. 1. Graphische Darstellung der Meßergebnisse von basischen Proteinen in Spermatozoenköpfen aus Ejaculaten mit Normospermie (Kinder in der Ehe), Oligo-Asthenospermie, sog. Normospermie (4 Fehlgeburten bei der Ehefrau) und Oligo-Teratospermie. (Fastgreen pH 8,2- und TCS-Metaphosphat-Gallocyaninchromalaun-Färbung) n = Zellzahl, AE = Extinktion × Fläche

Abb. 2. Graphische Darstellung der Meßergebnisse von Nucleinsäuren in Spermatozoenköpfen aus Ejaculaten mit Normospermie (Kinder in der Ehe), Oligo-Asthenospermie und Oligo-Teratospermie. (Feulgen- und Gallocyaninchromalaun-Färbung). n = Zellzahl, AE = Extinktion × Fläche

DNS-Werte kleine und sog. amorphe Spermatozoenköpfe — im Mittel $1,40 \times 10^{-12}$ g —, extrem hohe große und doppelköpfige Spermatozoen — im Mittel $3,33 \times 10^{-12}$ g. Ein Fall wird wiederum herausgestellt: Bei einem Patienten bestand eine 5 Jahre lange kinderlose Ehe. Wir fanden 90% kleine runde Spermatozoen im Ejaculat in mehreren Untersuchungen, bei der DNS-Bestimmung einen stark verminderten Gehalt, hier nach der Feulgen-Mikrospektrophotometrie, nach der Ultraviolett-Mikrospektrophotometrie, und auch bei den sog. Genregulatoren, den Histonproteinen, eine deutliche Verminderung nach der Fastgreen pH 8,2-Färbung.

Wechselnde Absorptionsergebnisse im Bereich der Wellenlänge 280 nm (Proteinfraktion) veranlaßten uns schon 1962/63 (MEYHÖFER), darauf hinzuweisen, daß den Proteinfraktionen größere Beachtung zu schenken sei. Hier vor allem scheinen uns die Histonproteine nach den Untersuchungen u. a. von VENDRELY, PHILIPS, ALLFREY sowie JOBST und SANDRITTER als Genregulatoren an Bedeutung zu gewinnen. Zur Erfassung der Hexonbasen (und hier vor allem des Arginins) wurden von uns die Fastgreen pH 8,2- und die TCS-Metaphosphat-Gallocyaninchromalaun-Färbungen (JOBST und SANDRITTER) angewandt. Beide Nachweismethoden ergaben gut übereinstimmende Ergebnisse, die in Diagrammen dargestellt werden (Diagramm 1). Die Gallocyaninchromalaun-Färbung allein eignet sich als Ergänzung zur Feulgen-Methode bei Spermatozoen (Diagramm 2). Bei Verschiebungen der DNS-Fraktion in Form einer Verminderung nach der Feulgen-Mikrospektrophotometrie konnte eine geringe Vermehrung der Histonproteinfraktion nach der Fastgreen pH 8,2-Färbung gefunden werden. Eingehendere Mitteilungen über die Histonproteine werden in Kürze erscheinen.

Literatur

MEYRHÖFER, W.: Arch. klin. exp. Derm. **216**, 556 (1963) (dort weitere Lit.-Ang.).

Aussprache

Herr SCHIRREN (Hamburg):

Wir haben aus den letzten Vorträgen die besondere Bedeutung ersehen, die der biochemischen Forschung auf dem Gebiet der Fertilitätsstörungen des Mannes zukommt. Aus verschiedenen Gründen ist es leider nicht möglich, daß jeder von uns klinisch tätigen Andrologen sich mit jedem einzelnen der genannten biochemischen Probleme experimentell auseinandersetzt. Um so wichtiger ist es daher, daß überall Zentren vorhanden sind, an denen ganz bestimmte Fragestellungen forciert bearbeitet werden.

Wir wissen aus der Hyaluronidaseforschung, daß die Aktivität der Hyaluronidase mit der Anzahl der Spermatozoen im Ejaculat konform geht. Sind von Ihnen Untersuchungen darüber angestellt worden, wie hoch die Prostaglandin-Aktivität in einem spermatozoenhaltigen und spermatozoenfreien Sperma ist?

Herr ELIASSON (Stockholm):

Die Prostaglandine werden in den Bläschendrüsen gebildet, während die Hyaluronidase mit den Spermatozoen aus dem Hoden kommt. Es sind mir keine entsprechenden Beziehungen bekannt, wie sie von Ihnen angeschnitten werden. Auch ein Zusammenhang mit hormonalen Faktoren ist bisher nicht nachgewiesen worden.

Herr STEENO (Löwen):

In Zusammenarbeit mit Herrn SCHIRREN habe ich an der hiesigen Universitäts-Hautklinik und später an der Endokrinologischen Abteilung der Medizinischen Universitäts-Klinik in Löwen festgestellt:

1. Im Spermaplasma finden sich keine freien, unkonjugierten Corticosteroide.
2. Die Spermaplasma-Proteine zeigen keine Bindung für Corticosteroide.
3. Mittels der Gaschromatographie läßt sich im Spermaplasma DHEA in einer Konzentration von 23,7 μg-% nachweisen.

Herr KIMMIG (Hamburg):

Sie zeigten eine Tabelle mit den ungesättigten Fettsäuren. Ihre Untersuchungen sind doch mit einem Gesamtextrakt gemacht worden? Welche biologischen Beziehungen bestehen zwischen den reinen Substanzen und dem von Ihnen verwendeten Gesamtextrakt?

Herr ELIASSON (Stockholm):

Wenn man das Prostaglandin mit dem Totalextrakt vergleicht, dann findet man, daß PG_1 und der Totalextrakt eine biologisch gleichsinnige Wirkung haben. Im Uterustest hat das PGE denselben Effekt wie der Totalextrakt. Prostaglandin F ist in hohen Dosen stimulierend. Wahrscheinlich ist die Empfindlichkeit des Uterus in der Gravidität höher für Prostaglandin F.

Herr KIMMIG (Hamburg):

Weiß man etwas über den Einfluß auf den Fettstoffwechsel?

Herr ELIASSON (Stockholm):

Man hat zeigen können, daß die Prostaglandine aus essentiellen Fettsäuren gebildet sind. Wenn man die Formel von PGE mit der Formel der Arachidonsäure vergleicht, dann sieht man eine große Ähnlichkeit. In vitro hat man aus einem Totalextrakt bei Schafen nachweisen können, daß nach Inkubation mit ungesättigten Fettsäuren Prostaglandine vorhanden waren, die vorher sicher nicht im Extrakt vorhanden gewesen sind. Man kann damit aus dem Homogenat unter Zusatz von essentiellen Fettsäuren Prostaglandin bilden.

Herr KIMMIG (Hamburg):

Ich halte Ihre Entdeckung für außerordentlich wichtig und glaube, daß hier sicher noch weitere wichtige Ergebnisse zu erzielen sein werden.

Herr SCHIRREN sen. (Kiel):

Die von Herrn MEYHÖFER geäußerte Vermutung oder Behauptung, daß die von ihm festgestellte Verminderung der DNS in den Spermatozoenköpfen bei infertilen Männern mit Hyperspermie deren Infertilität bedingen kann, ist für die Praxis von eminenter Bedeutung. Wie soll sich der Androloge in der Praxis darauf einstellen, wenn er bisher solche Patienten als fertil ansah? Welche Behandlung ist gegebenenfalls durchzuführen? Eine hochdosierte Testosteronbehandlung erscheint mir reichlich gewagt. Gibt es eine Statistik über den prozentualen Anteil derjenigen Männer, die trotz Hyperspermie ihre Befruchtungsfähigkeit unter Beweis gestellt haben? Gibt es Parallelen bei der Hyperspermie der Bullen?

Herr MEYHÖFER (Gießen):

Wir haben nach unseren Untersuchungen an einem sehr geringen Material von nur 3 Beobachtungen lediglich die Vermutung geäußert, daß bei absoluten Polyspermien der verminderte DNS-Gehalt in den Spermatozoenköpfen eine Subfertilität bedingt bzw. die gehäuften Aborte der betreffenden Ehefrauen erklären kann. Weitere Untersuchungen zu dieser Frage sind dringend notwendig.

Herr DOEPFMER (Bonn):

Bei der Definition der Polyspermie wird grundsätzlich folgender Fehler gemacht: Es wird nicht unterschieden zwischen relativer und absoluter Polyspermie. Bei einer relativen Polyspermie habe ich z. B. nur 1 cm³ Sperma und darin 400 Mill. Spermatocoen; demgegenüber steht die Gesamtmenge des Spermas mit einer eventuellen Gesamtmenge bis zu 2 Milliarden Spermatocoen. Erst in einem solchen Falle kann man von einer Polyspermie sprechen. Wir sind auf den Begriff der Polyspermie durch die Angaben von GÖTZE über die Verhältnisse beim Tier gekommen.

Herr LEIDL (München):

Die Angaben von GÖTZE sind etwa 20 Jahre alt. Heute diagnostizieren wir beim Tier als Ursache einer Unfruchtbarkeit keine Polyspermie mehr. Außerdem muß man berücksichtigen, daß die Polyspermie oder die Hyperspermie ja am Orte der Befruchtung gar nicht zum Tragen kommt, da auf dem Wege von der Deponierung des Spermas in der Scheide bis zur Befruchtung ein weiter Weg zurückgelegt werden muß, auf dem ein großer Teil der Spermatozoen ausselektiert wird.

Herr LEWKE (Ludwigshafen):

Gibt es Untersuchungen darüber, ob bei relativer Polyspermie die notwendige Fructosemenge ausreichend ist oder ob sich hier aus einem Mißverhältnis eine Subfertilität erklären läßt?

Herr SCHIRREN (Hamburg):

Der initiale Fructosewert bei den Patienten, die Sie eben erwähnt haben, entspricht der Norm. Es kann also eine postpuberale Leydigzell-Insuffizienz ausgeschlossen werden. Etwas anderes ist es natürlich mit dem Fructoseverbrauch, der bei einem Patienten mit einer Polyspermie erheblich größer sein muß als beispielsweise bei einem Patienten mit einer Oligospermie. Die Fruktolyse ist linear abhängig von der Anzahl der Spermatozoen.

Herr Hartung (Hannover):

Es handelt sich bei der Polyspermie offensichtlich um das Ausreißerproblem in der Mathematik. Die Frage ist also, wann liegen die Spermatozoenwerte eines Mannes außerhalb der Norm. Alles, was außerhalb der 4 σ-Grenze liegt, muß als normal angesehen werden (Graf u. Henning, Formeln und Tabellen der math. Statistik. Berlin-Göttingen-Heidelberg: Springer 1953).

Herr Bandmann (München):

Die Polyspermie-Fälle, die wir aus München kennen, sind kombiniert mit einer besonders hohen Rate von mißgebildeten Spermatozoen. Das spricht dafür, daß es sich hier um ein besonderes Krankheitsbild handelt. In 2 Fällen sahen wir außerdem stark herabgesetzte Fructoseinitialwerte.

Herr Doepfmer (Bonn):

Bei meinen Fällen waren die pathologischen Formen nicht deutlich vermehrt; dagegen waren die Fructoseinitialwerte in der Regel herabgesetzt.

Herr Hellinga (Amsterdam):

Es ist nicht notwendig, die hochdosierte Testosteronbehandlung nach Heckel bei derartigen Patienten zu verordnen; ich sah günstige Resultate nach gehäuftem Geschlechtsverkehr derartiger Patienten, wodurch die Spermatozoenzahlen ja ebenfalls eine Depression erfahren.

Herr Schirren (Hamburg):

Gemeinsam mit Stuzmann habe ich die Patienten der Hamburger Andrologie auf das Vorhandensein einer Polyspermie überprüft und dabei in 169 Fällen diese Diagnose stellen können. In 135 weiteren Fällen lagen Spermatozoenwerte zwischen 200—250 Mill. Sp./ml vor. 60 mal ergaben sich herabgesetzte Fructosewerte. Besonders bemerkenswert war die Feststellung, daß bei Kontrolle der Erstbefunde die Polyspermie nicht immer konstant blieb: so sank sie 30 mal auf < 200 Mill. Sp./ml und 20 mal auf 200—250 Mil. Sp./ml ab. 36 mal fand sich eine Motilitätseinschränkung auf < 50%, was wir als Hypokinesis bezeichnen; in diesen Fällen lag gehäuft Sub- bzw. Infertilität vor. während bei reiner Polyspermie mit normaler Motilität 29 Geburten und 2 Aborte zu verzeichnen waren. Die Häufigkeit der Geburten ging mit steigenden Spermatozoenzahlen zurück; das liegt aber offensichtlich an der allgemeinen Verminderung der Patientenzahlen in diesen Gruppen. Wir glauben nicht, daß man bei der Polyspermie von einer wesentlichen Beeinträchtigung der Fertilität sprechen kann.

Aus der Hautklinik der Westfälischen Wilhelms-Universität in Münster
(Direktor: Prof. Dr. P. Jordan)

Die Bedeutung humangenetischer Untersuchungen für die Andrologie

Von

H. Niermann

Unter humangenetischen Untersuchungen sollen hier die Bestimmung des Kerngeschlechts und Chromosomenanalysen verstanden werden.

Die Bestimmung des *Kerngeschlechts* wurde 1949 von dem kanadischen Anatomen Barr und seinem Mitarbeiter Bertram entwickelt. Sie stellten bei elektrophysiologischen tierexperimentellen Untersuchungen als Nebenbefund zufällig fest, daß in den Ganglien des Hypoglossus weiblicher Katzen mehr randständige Chromatinablagerungen vorkamen als bei männlichen Tieren. Weitere Untersuchungen dieser Forscher zeigten, daß diese von ihnen zunächst als Nucleolus-Satellit bezeichneten Körperchen auch in anderen Körperzellen bei weiblichen Tieren in größerer Zahl als bei männlichen vorkamen bzw. bei den männlichen

Tieren völlig fehlten. 1954 berichteten dann MOORE und BARR erstmalig über Kerngeschlechtsbestimmungen beim Menschen. 1953 hatten MOORE u. Mitarb. bereits einen Hautbiopsietest angegeben, der es aus den Zellen des Stratum spinosum der Haut ermöglichte, das zellkernmorphologische Geschlecht zu bestimmen. Unabhängig voneinander schlugen 1955 MOORE u. Mitarb. sowie MARBERGER u. Mitarb. eine einfachere Methode der Kerngeschlechtsbestimmung aus abgeschilferten Schleimhautepithelien nach einem Mundschleimhautabstrich vor. DAVIDSON und SMITH entwickelten 1954 eine weitere Methode der Kerngeschlechtsbestimmung aus polymorphkernigen neutrophilen Leukocyten.

Bei dem Chromatinkörper, auch Geschlechtschromatin genannt, handelt es sich um einen Feulgen-positiven Körper von 1 μ Durchmesser, welcher der inneren Oberfläche der Kernmembran anliegt. Nach BARR stammt das Geschlechtschromatin aus heterochromatischen Bestandteilen der Chromosomen, die im Interphasenkern positive Heteropyknose aufweisen. Es gilt als gesichert, daß das Geschlechtschromatin einem inaktiven X-Chromosom im Interphasenkern entspricht. Aus verschiedenen Gründen erscheint es aber doch als zweckmäßig, nicht von einer „chromosomalen Geschlechtsbestimmung", sondern besser und unverbindlicher von Bestimmung der Chromatinkörper oder allenfalls noch des Kerngeschlechts zu sprechen.

Als praktische Untersuchungsmethode haben sich Kerngeschlechtsbestimmungen aus Mundepithelien und Leukocyten, für den Dermatologen vor allem auch aus Haut- und Hodengewebe bewährt. Beim *Mundepithel-Test* wird mit leichtem Druck die Wangenschleimhaut gestreift und das gewonnene Zellmaterial auf mit Eiweißglycerinfilm überzogene Objektträger ausgestrichen, anschließend erfolgt Fixierung für 2—24 Std mit einem Äther-Alkohol-Gemisch und dann Färbung mit 1% Kresylechtviolett oder mit der modifizierten Feulgenmethode. Man zählt 100—300 gut erhaltene Epithelzellen aus und ermittelt die Häufigkeit der Zellen mit randständigen Chromatinkörpern. Nach KOSENOW u. Mitarb. (1957) kann bei einem Vorkommen von 13,7% chromatinhaltiger Zellen von einem chromatinpositiven Kerngeschlecht gesprochen werden.

Beim *Leukocyten-Test* lassen sich bei weiblichen Individuen in bestimmter Anzahl trommelschlegelförmige Kernanhangsgebilde, sog. drumsticks nachweisen. Man zählt 500 Leukocyten aus, als chromatinpositiv ist nach DAVIDSON das Vorkommen von 12,3 Zellen auf 500 Leukocyten anzusehen. Nach HIENZ (1963) kommen diese drumsticks in einer viel geringeren Häufigkeit von 1,5—5% als die Barrschen Zellkernkörper vor, so daß es sich seiner Meinung nach nicht um identische Gebilde handelt.

Bei dem *Haut-Test* zählt man 100—500 Zellkerne der Epidermis, am besten des Stratum spinosum aus. Nach MOORE u. Mitarb. (1953) wurden bei 69% der Zellen weiblicher Individuen und 5% männlicher Individuen Chromatinkörper gefunden. Auch an *Leydigzellen* von Hodenbiopsiegewebe lassen sich Kerngeschlechtsbestimmungen durchführen. Nach NOELLE (1958), HIENZ (1959) und NIERMANN (1960) kann man das Vorkommen von Chromatinkörpern in 25% der Leydigzellen als chromatinpositiv ansehen.

Unter *Chromosomen* versteht man in Zellkernen vorhandene und durch besondere Farbstoffe, wie z. B. Orcein oder Unnablau, zur Darstellung kommende Kernfäden, welche die sich nach den Mendelschen Gesetzen vererbenden Erbeinheiten oder Gene enthalten.

Bis 1956 wurde allgemein angenommen, daß der Mensch 48 Chromosomen bzw. 42 Chromosomenpaare hätte. Durch Untersuchungen von TIJO und LEVAN (1956) sowie FORD und HAMERTON (1956) wurde aber festgestellt, daß beim Menschen nur 46 Chromosomen bzw. 23 Chromosomenpaare vorhanden sind. Prinzipiell kann jedes Gewebe zur Chromosomenanalyse herangezogen werden, am meisten werden aber Haut, Knochenmark und peripheres Blut verwendet. In den menschlichen Geweben sind im allgemeinen so wenig Zellen in Teilung begriffen, daß für eine Erfassung möglichst vieler Kernteilungen bestimmte technische Voraussetzungen getroffen werden müssen. Durch eine Vorbehandlung mit einer hypotonischen Lösung werden Kernmembran und Kernspindel entfernt und anschließend durch Hinzufügen von Colchicin oder dem weniger toxischen Colcemid durch Hemmung der Kernteilung im Stadium der Metaphase die Zahl der Mitosen erhöht. Eine Verteilung der Chromosomen kann u. a. durch die Quetschmethode nach HEITZ erzielt werden.

Nach diesen technischen Vorbereitungen der Chromosomenanalyse findet man unter dem Mikroskop zunächst eine regellose Verteilung der Metaphase-Chromosomen. Die Klassifikation erfolgt vor allem nach ihrer Länge und der Lage des Zentrometers. Eine anfangs sehr individuelle Einteilung richtet sich heute nach dem Denver-System. Man bezeichnet die Autosomen mit den Ziffern 1—22 und die Geschlechtschromosomen mit X bzw. Y. Nach Länge und Lage des Zentromers lassen sich 7 verschiedene Gruppen abgrenzen, die man nach den ersten Buchstaben des Alphabets zusammenfaßt. Eine besondere Beachtung haben bisher die sog. D- bzw. E-Trisomien der Gruppen 13—15 bzw. 16—18 gewonnen.

Von besonderer Bedeutung vor allem auch für die Andrologie sind die numerischen Chromosomen-Aberrationen, d. h. Veränderungen der Chromosomenzahl. Das häufigste mit einer autosomalen Chromosomen-Aberration einhergehende Krankheitsbild ist der Mongolismus (Langdon-Down-Syndrom) mit einer Trisomie durch Vermehrung des Chromosoms Nr. 21, die Gesamtchromosomenzahl beträgt 47. Mit gonosomalen Aberrationen einhergehende Krankheitsbilder sind die Gonadendysgenesien, auch Turner-Syndrom genannt, meist mit X0-Geschlechtschromosomen und insgesamt nur 45 Chromosomen, das Klinefelter-Syndrom meist mit einer XXY-Kombination und insgesamt 47 Chromosomen und das Triplo-X-Syndrom mit insgesamt 47 Chromosomen.

Kerngeschlechtsbestimmung und Chromosomenanalyse sind für eine Vielzahl von andrologischen Krankheitsbildern oder aber doch zur Abgrenzung anderer Krankheiten von andrologischen Krankheitsbildern von besonderer Bedeutung, so z. B. für das sog. männliche Turner-Syndrom, den Mongolismus, auch für die D- und E-Trisomien (Patau- oder Edwards-Syndrom), vor allem bei der germinalen Zellaplasie, der testiculären Feminisierung, dem Hermaphroditismus und Pseudohermaphroditismus masculinus, dem adrenogenitalen Syndrom, dem idiopathischen Eunuchoidismus und dem Hypogenitalismus mit Stammfettsucht in Differentialdiagnose zur Dystrophia adiposo-genitalis Fröhlich. Meist handelt es sich hierbei um seltenere Krankheiten, denen der Dermatologe in seiner Praxis nicht sehr häufig begegnen wird.

Hier wird vor allem auf die Bedeutung von Kerngeschlecht- und Chromosomenbestimmung bei einer Erkrankung eingegangen, die für den andrologisch interessierten Dermatologen von besonderer Bedeutung ist. Es handelt sich dabei um das *Klinefelter-Syndrom*. Von diesem Syndrom hat man anfangs nach seiner Erstbeschreibung durch KLINEFELTER (1942) aber auch noch nach der Feststellung des chromatinpositiven Kerngeschlechts 1956 durch BRADBURY u. Mitarb., BUNGE u. Mitarb., JACKSON u. Mitarb., NELSON, PLUNKETT u. Mitarb. sowie RIIS u. Mitarb. und dem Nachweis der Geschlechtschromosomen-Anomalie in einer XXY-Anordnung 1959 angenommen, daß es ein seltenes, mehr theoretisch interessierendes als praktisch wichtiges Krankheitsbild wäre. Heute weiß man, daß das Klinefelter-Syndrom ein gar nicht so seltenes Krankheitsbild ist. So rechnet NACHTSHEIM (1962) mit dem *Vorkommen* eines Klinefelter-Patienten bei 800 Geburten. LENZ (1964) wies nach ihm bekannten Literaturangaben darauf hin, daß man bei 0,26% aller männlichen Neugeborenen chromatinpositive Zellkerne gefunden hätte. Dies bedeutet, daß unter annähernd 400 männlichen Neugeborenen ein Patient mit einem Klinefelter-Syndrom vorkäme.

Unter dem *eigenen* Krankengut wurden bisher 75 Patienten mit einem Klinefelter-Syndrom beobachtet. Vom 1. 1. 1954 bis 30. 9. 1964 wurden an der Universitäts-Hautklinik Münster 3014 Patienten untersucht, welche die Klinik im wesentlichen wegen Kinderlosigkeit in der Ehe oder auch wegen endokrinologischer Störungen aufsuchten. Der Anteil der 75 Patienten mit einem Klinefelter-Syndrom betrug 2,5%. Noch höher ist dieser Anteil unter Patienten mit Aspermie, nämlich 75 von 478 Patienten, d. h. 15,7%. Etwas abgerundet bedeutet dies, daß von annähernd 40 Patienten, welche die Universitäts-Hautklinik Münster zur Untersuchung auf Zeugungsfähigkeit aufsuchten, einer ein Klinefelter-Syndrom hatte bzw. annähernd jeder 6. mit Aspermie oder Azoospermie ein Klinefelter-Syndrom aufwies. Bereits dies gehäuftere Vorkommen des Klinefelter-Syndroms läßt es als erforderlich erscheinen, daß zumindest der andrologisch interessierte Arzt mit den o. a. Untersuchungsmethoden bekannt sein sollte.

Nun könnte man sich auf den Standpunkt stellen, daß das meist auffällige *klinische Bild* der Patienten mit einem Klinefelter-Syndrom allein bereits die Diagnose ermöglichen würde. KLINEFELTER u. Mitarb. sahen 1942 vor allem die Gynäkomastie als ein wesentliches klinisches Leitsymptom an. Aber bereits 1945 unterschieden HELLER u. Mitarb. eine eunuchoide Form mit Gynäkomastie und eine nichteunuchoide Form ohne Gynäkomastie. Heute weiß man, worauf JORDAN und NIERMANN (1962) bereits mehrfach hinwiesen, daß das klinische Bild erheblichen Schwankungen unterliegen kann und daß auch relativ normal konfigurierte Männer ohne Gynäkomastie, ohne Fettverteilungsstörung und ohne eunuchoiden Habitus ein Klinefelter-Syndrom haben können. Von welch großer praktischen Bedeutung hier Kerngeschlechtsbestimmung und Chromosomen-Analysen sein können, beweisen an der hiesigen Klinik beobachtete annähernd normal konfigurierte Männer mit einem Klinefelter-Syndrom, die im Rahmen von *Unterhaltsverfahren* zunächst als Kindesväter angesehen wurden. Andererseits gibt es klinisch dem Klinefelter-Syndrom ähnelnde Krankheitsbilder, wie idiopathischer Eunuchoidismus oder Hypogenitalismus mit Stammfettsucht, die oft erst durch die Kerngeschlechtsbestimmung vom Klinefelter-Syndrom getrennt werden können.

Auch die sonst bei dem Klinefelter-Syndrom konstant vorkommenden *Symptome*, wie atrophische Hoden, Aspermie bzw. Azoospermie, Hypergonadotropinurie und histologisch hochgradige Tubulusatrophie mit Leydigzell-Hyperplasie können manchmal allein für die Diagnose nicht ausreichend sein. So können atrophische Hoden die verschiedensten Ursachen haben. Aspermien und Azoospermien kann man auch bei anderen Fertilitätsstörungen des Mannes finden, bei Jugendlichen wird man keine Ejaculatsuntersuchung vornehmen. Die Hypergonadotropinurie findet man nicht nur beim Klinefelter-Syndrom, beim Jugendlichen liegen erniedrigte Werte vor. Das histologische Bild läßt sich manchmal nicht leicht von einer hochgradigen Tubulusatrophie IV. Grades oder auch von einer germinalen Zellaplasie trennen.

Von besonderer Bedeutung sind Kerngeschlechtsbestimmung und Chromosomenanalyse bei *Kindern*, wie der Bericht über einen eigenen 13jährigen Patienten mit einem Klinefelter-Syndrom zeigt. Es handelt sich um den 13jährigen Schüler Rolf W., der den Eltern wegen seiner seit einem Jahr zunehmenden Hochwüchsigkeit auffiel. Aus der Vorgeschichte war bemerkenswert, daß bis zum 12. Lebensjahr eine Retentio des rechten Hodens bestand, der dann spontan descendierte. Die Histologie von Gewebsproben aus beiden Hoden entsprach annähernd dem eines normalen, dem 13. Lebensjahr gemäßen präpuberalen Bild. Die Gonadotropine waren mit 6,6 ME/24 Std erniedrigt bzw. lagen an der unteren Grenze der Norm. Der klinische Befund, aber auch die feingewebliche Hodenuntersuchung sowie Hormonanalysen ließen zunächst nicht ein Klinefelter-Syndrom vermuten. Erst der positive Kerngeschlechtsbefund sowie die Chromosomenanalyse mit XXY-Konstitution wiesen auf das Klinefelter-Syndrom hin. Während man im allgemeinen bereits aus dem Ejaculatsbefund mit Aspermie oder Azoospermie, der Hypergonadotropinurie und vor allem der recht charakteristischen Hodenhistologie mit hochgradiger Tubulusatrophie und Leydigzell-Hyperplasie die Diagnose Klinefelter-Syndrom stellen kann, ist beim präpuberalen Jugendlichen für diese Diagnose somit Kerngeschlechtsbestimmung und Chromosomenanalyse unumgänglich notwendig und allein spezifisch.

Eine frühzeitige Stellung der Diagnose ist wiederum für die *Prognose* von großer Bedeutung. Eine völlige Ausheilung einer chromosomal bedingten Krankheit ist wohl nicht zu erwarten. Eine rechtzeitige, vor der Pubertät einsetzende Behandlung müßte aber eine normale Entwicklung des männlichen Gesamthabitus mit normaler Behaarung im Bereich des Gesichts, der Achseln und des Genitale, normalem Stimmbruch, normaler Fettverteilung, normaler männlicher Brustform mit Ausbleiben einer Gynäkomastie erzielen lassen. Oftmals handelt es sich bei Patienten mit einem Klinefelter-Syndrom um antriebsschwache, psycholabile Männer. Eine frühzeitige Behandlung könnte vielleicht Energie, Antriebskraft und Tatkraft steigern. Von besonderer praktischer Bedeutung ist aber die Verhinderung einer Osteoporose. Besonders OVERZIER und NOWAKOWSKI wiesen auf die durch Mangel an männlichem Keimdrüsenhormon bedingten Osteoporosen hin, die röntgenologisch bereits im 4. Lebensjahrzehnt nachweisbar sind. Kyphosen können dann bei Patienten mit Klinefelter-Syndrom zu frühzeitiger Invalidität führen.

Aus allen diesen genannten Gründen ist eine frühzeitige Diagnose des Klinefelter-Syndroms wichtig. Beim Jugendlichen lassen die sonst für das Klinefelter-Syndrom als konstant auftretend anzusehenden Symptome wie Hodenatrophie, Aspermie, Leydigzellhyperplasie und Hypergonadotropinurie im Stich, hier ist Durchführung der Kerngeschlechtsbestimmung und auch der Chromosomenanalysen unumgänglich notwendig. Die große Häufigkeit des Klinefelter-Syndroms unter der Bevölkerung lassen es als berechtigt erscheinen, daß man eigentlich bei allen Knaben Kerngeschlechtsbestimmungen vornehmen sollte. Zumindest ist eine derartige Untersuchung aber angebracht bei Knaben mit allen möglichen Formen des Kryptorchismus, der Unterentwicklung des Genitale, von übermäßiger Adipositas und bei Patienten, deren Mütter bei der Geburt des Klinefelter-Patienten über 40 Jahre alt waren. Bekanntlich kann das *Lebensalter* der Mutter während der Geburt des Klinefelter-Patienten eine ursächliche Rolle spielen. Unter dem eigenen Krankengut waren 12 Mütter von 43 befragten Patienten bei der Geburt über 40 Jahre alt (28%). Sonst wiesen FERGUSON SMITH (1959) bei 2 von 4 Fällen, WALTER u. Mitarb. (1958) bei einem Fall, LENZ (1959) bei 9 von 65 Fällen und PENROSE bei 5 von 25 Fällen darauf hin, daß die Mutter des Klinefelter-Patienten bei seiner Geburt über 40 Jahre alt war. Mit den 12 eigenen Fällen sind es insgesamt entsprechende Angaben bei 29 von insgesamt 137 Patienten (= 21,2%). Nach LENZ (1959) ist sonst das mütterliche Alter über 40 Jahre bei Geburten in der Allgemeinbevölkerung seltener. Bei einem Teil der Klinefelter-Fälle kann somit eine durch das Lebensalter der Mutter bedingte Störung der Oogenese als Ursache für die Non-disjunction der X-Chromosomen angesehen werden.

Die frühzeitige Stellung der Diagnose läßt auch frühzeitig eine richtige *Therapie* einleiten. Während der Androloge im allgemeinen mit der Substitutionstherapie durch ein männliches Keimdrüsenpräparat vor allem bei Jugendlichen zurückhaltend sein soll, besteht beim Klinefelter-Syndrom die absolute Indikation für sofortige Einleitung einer Therapie mit einem männlichen Keimdrüsenhormon in höherer Dosierung, wie z. B. 250 mg Depot-Testoviron in Abständen von 4 Wochen.

Zusammenfassend läßt sich sagen, daß humangenetische Untersuchungen, wie Bestimmung des Kerngeschlechts und der Chromosomen für Diagnose und Differentialdiagnose einer Vielzahl von andrologischen Krankheitsbildern von besonderer Bedeutung sind. Hier wurde vor allem auf den Wert dieser Untersuchung zur Sicherung der Diagnose des Klinefelter-Syndroms bei präpuberalen Jugendlichen und bei normal konfigurierten Männern im Rahmen von Unterhaltsverfahren hingewiesen.

Aussprache

Herr FEGELER (Münster):

Her NIERMANN hat unter seinen Beobachtungen einen Fall beschrieben, der die klassischen Symptome des Klinefelter-Syndroms nicht mehr aufweist, sondern lediglich einen geschlechtschromatinpositiven Befund mit XXY-Geschlechtschromatin-Konstellation. Kann man eine derartige Beobachtung noch als Klinefelter-Syndrom bezeichnen?

Herr SCHIRREN (Hamburg):

Für die Klassifizierung des Klinefelter-Syndroms sind bestimmte klinische Symptome maßgebend gewesen. An ihnen kommen wir auch heute nicht mehr vorbei, wenn wir von Klinefelter-Syndrom sprechen wollen. Daran ändert sich im Grund genommen nichts durch die Entdeckung des Geschlechtschromatins. Die ursprünglich von KLINEFELTER beschriebenen Patienten sind z. T. aber chromatinnegativ gewesen. In der Literatur hat man in den letzten Jahren vermehrt die Bezeichnung echtes und falsches Klinefelter-Syndrom gefunden, wobei „echt" für chromatinpositives Klinefelter-Syndrom gesetzt wurde. Nach meiner Meinung kann von einem Klinefelter-Syndrom nur dann gesprochen werden, wenn die ursprüngliche klinische Symptomatik vorhanden ist.

Herr NIERMANN (Münster):

Die von KLINEFELTER beschriebenen klassischen Symptome treten offensichtlich erst in bzw. nach der Pubertät auf. In der Regel wird heute aber der Geschlechtschromatin-Befund bereits in sehr viel jüngeren Jahren erhoben. Damit besteht für uns vor der Pubertät nur mit Hilfe der Geschlechtschromatin-Bestimmung eine Möglichkeit, das Klinefelter-Syndrom zu diagnostizieren. Unabhängig von allen Nomenklaturfragen kommt KLINEFELTER das besondere Verdienst zu, auf dieses besondere Krankheitsbild erstmalig hingewiesen zu haben. Wenn sich später herausgestellt hat, daß diese Erstbeobachtungen chromatinnegativ waren, so sollte man nach meiner Auffassung trotzdem daran festhalten, daß man jeden primären Hypogonadismus mit der Konstellation XXY KLINEFELTER zu Ehren als sog. Klinefelter-Syndrom bezeichnet.

Herr HORNSTEIN (Düsseldorf):

Man sollte dem chromatinpositiven Befund den Vorrang geben, nachdem sich anläßlich von Nachuntersuchungen der ursprünglich von KLINEFELTER mitgeteilten Patienten herausgestellt hat, daß zwei von ihnen chromatinnegativ und drei chromatinpositiv, so daß also ein chromatin-heterogener Befund erhoben wurde. Man sollte daher dem sicheren Kriterium des Chromatin-befundes den Vorrang geben.

Herr BIERICH (Hamburg):

Zur Diagnose des Klinefelter-Syndroms *vor* der Pubertät, die außerordentlich schwierig ist, möchte ich noch das Symptom der Debilität anmerken, das in fast allen Fällen im Gegensatz zu den übrigen Symptomen nachweisbar ist.

Herr HELLINGA (Amsterdam):

Wenn man ein Krankheitsbild nach einem bestimmten Untersucher benennt, dann muß man sich an die ursprünglichen Symptome halten, die von ihm beschrieben wurden. Es gibt eine ganze Menge von Fällen, die ausgesprochene Grenzfälle sind; über ihre Zuordnung kann man diskutieren. Ich finde es aber falsch, wenn man von einem Klinefelter-Syndrom spricht und der Patient keine Gynäkomastie hat.

Aus der Universitäts-Hautklinik Heidelberg
(Direktor: Prof. Dr. Dr. J. HÄMEL)

Dokumentation und Auswertung andrologischer Befunde

Von

W. KIESSLING

Mit 2 Abbildungen

Viele von uns haben bereits eine große Anzahl fertilitätsgestörter Männer aus verschiedenen Anlässen untersucht. Der häufigste Untersuchungsanlaß ist Kinderlosigkeit in der Ehe (DOEPFMER 70%, KIESSLING 76%). Die Untersuchungszahlen mancher Andrologen liegen in Größenordnungen von mehreren Tausend (DOEPFMER 3500 Fälle, KIESSLING 2000 Fälle, MEYHÖFER 2500 Fälle, NIERMANN 4500

Fälle, SCHIRREN 6000 Fälle). Wenn wir in der Lage wären, unsere Ergebnisse gemeinsam auszuwerten, könnten Unterlagen aus fünfstelligen Einzelbefunden gewonnen und daraus mit hoher Wahrscheinlichkeit interessante Schlüsse gezogen werden. Wir müssen aber gestehen, daß eine derartige gemeinsame Auswertung andrologischer Befunde noch nicht möglich ist. Besonders zwei Gründe sind dafür verantwortlich zu machen:

1. Die Dokumentation ist nicht einheitlich und sicher auch nicht subtil genug.

2. Unsere Untersuchungen weichen sowohl methodisch als auch in quantitativer Hinsicht voneinander ab. Ich meine damit vor allem Spezialuntersuchungen, wie die biochemische Bestimmung von Fructose oder Zitronensäure, die viele aus technischen und personellen Gründen nicht durchführen können, aber auch einfachere Methoden, wie z. B. den Eosintest, der nicht regelmäßig angewendet wird. Darüber hinaus benutzen wir eine uneinheitliche Benennung unter Zugrundelegung verschiedener Normwerte. Schließlich sind unsere Therapie und die damit erzielten Erfolge aus ähnlichen Gründen kaum miteinander zu vergleichen. Wie können wir nun diesen Zustand ändern und zu einer fruchtbaren Zusammenarbeit kommen?

DOEPFMER und ich haben bereits 1959 die Einrichtung einer andrologischen Zentralkartei und eine maschinelle Dokumentation und Auswertung mit Lochkarten vorgeschlagen.

WAGNER und DOEPFMER unterzogen sich dann der großen Mühe, einen lochkartengerechten Fertilitäts-Untersuchungsbogen mit 80 Spalten auszuarbeiten. Die Begrenzung auf 80 Spalten war durch die Kapazität der Maschinenlochkarten bedingt. So konnten auf diesem Bogen wichtige therapeutische und katamnestische Gesichtspunkte, die für die endgültige Beurteilung eines Falles unabdingbar sind, nicht mehr aufgenommen werden.

Bezüglich der Einzelheiten dieses Untersuchungsbogens, der mit besonderer Sorgfalt verfaßt wurde, muß auf seine ausführliche Publikation im Archiv-Kongreßband 219 verwiesen werden. Wenn man von dem Zeitverlust, der aber mit jeder eingehenden andrologischen Untersuchung verbunden ist, und dem Zwang, lesbar und genau zu beschriften, absieht, haften diesem Untersuchungsbogen vom Standpunkt der Dokumentation und Auswertung nur 2 Nachteile an:

1. Die schon erwähnte begrenzte Kapazität von 80 Spalten. Bei jeder Aufnahme neuer Gesichtspunkte müssen nämlich bisher erfaßte wegfallen. Eine Ausweitung des Arbeitsprogrammes auf diesem Bogen ist demnach nicht mehr möglich.

2. Der Bogen dient zur Unterlage für die maschinelle Lochkartenauswertung und muß daher an das Dokumentationszentrum abgegeben werden.

Wir haben uns in der Heidelberger Hautklinik vor 2 Jahren entschlossen, zunächst mit einem anderen Verfahren zu arbeiten, dem diese beiden Nachteile nicht anhaften und das trotzdem einer späteren gemeinsamen Auswertung nicht entgegensteht. Es handelt sich um die sog. Sichtlochkartei oder das Verfahren nach CORDONNIER. Es wurde im Jahre 1915 von dem Amerikaner TAYLOR als Patent angemeldet und später von dem Franzosen CORDONNIER ausgebaut und praktisch eingeführt. Es wird in der Medizin und anderen Wissenschaften bereits vielseitig mit Erfolg verwendet. Das Verfahren ist einfach, billig und erfordert keine maschinelle Auswertung. Es können beliebig viele Sachverhaltsgruppen und Stichwörter aufgenommen werden, insbesondere können jederzeit in die bereits bestehende Kartei neue Gesichtspunkte aufgenommen werden, ohne eine Umarbeitung zu erfordern. Wir bedienten uns der Sichtlochkarten, die für eine Auswertung bzw. Aufnahme von zunächst 1999 Fällen zur Verfügung stehen. Es gibt auch andere Sichtlochkarten, die zum Beispiel für 6000 Fälle aufnahmefähig sind. Damit ist aber nicht gesagt, daß die eigene Kartei bei Erreichung der Zahl 2000 unbrauchbar geworden ist. Man kann ohne Schwierigkeit neue Serien mit den gleichen oder anderen Stichwörtern dazunehmen. Anhand der bereits vorliegenden, in der Heidelberger Klinik üblichen, einfachen Fertilitätsuntersuchungsbögen hat HÖRMANN 1000 Fälle dokumentiert und teilweise ausgewertet. Er kam auf 44 Sachverhaltsgruppen mit 405 Stichwörtern. Für die 1000 Fälle waren hierbei etwa 20000 Einzellochungen erforderlich.

Die Abb. 1 zeigt als Beispiel eine Karte aus der Serie 2i. Es handelt sich um das Stichwort „gefärbtes Ausstrichpräparat, Anteil der normalen Spermien

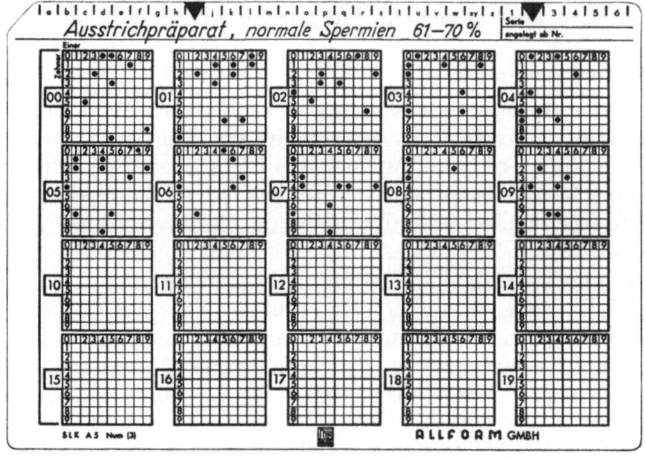

Abb. 1. Beispiel für eine einfache Auswertung (s. Text)

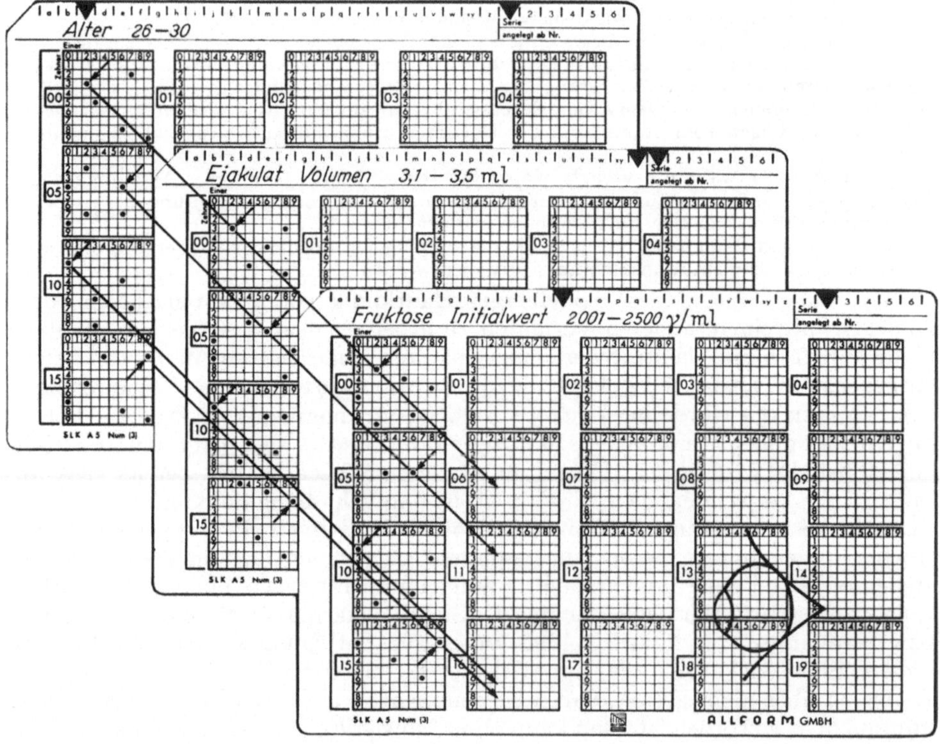

Abb. 2. Beispiel für eine kombinierte Auswertung (s. Text)

61—70%". Man sieht deutlich die 5 Reihen mit jeweils 4 Quadraten, in denen 100 Lochungen möglich sind. Im 1. Quadrat sind nur 99 Lochungen möglich, daraus ergibt sich die Zahl 1999.

Bei der *einfachen* Auswertung brauchen nur die Löcher einer gegen das Licht gehaltenen Karte gezählt zu werden und man hat in Sekundenschnelle die Anzahl der in dieses Stichwort gehörigen Fälle. Besonders bei dem Aufsuchen seltener Untersuchungsbefunde ist diese einfache Auswertung außerordentlich zeitsparend, weil ja nur wenige Lochungen vorgenommen wurden und anhand der eingelochten Zahl sofort der betreffende Fall herausgesucht werden kann.

Das nächste Bild (Abb. 2) zeigt nach einem Vorschlag von HIENZ das Beispiel einer sog. *kombinierten* Auswertung. Hier wird die Frage bearbeitet, in welchem Verhältnis ein bestimmter Fructoseinitialwert zu einem Ejaculatvolumen von 3,1—3,5 ml und dem Alter der Patienten zwischen 26 und 30 Jahren gemeinsam vorkommen. Man braucht nur die Karten übereinander zu legen und gegen das Licht zu halten. Im vorliegenden Beispiel treffen für 4 Fälle (32, 546, 1020 und 1529) diese 3 Gesichtspunkte zu. Auf diese Art und Weise können beliebige Gesichtspunkte miteinander kombiniert in kurzer Zeit ausgewertet werden. *Der Befund ist gewissermaßen „durchsichtig" geworden.*

Diese Sichtlochkartei nach CORDONNIER hat den Vorteil, von jedem einzelnen Untersucher angelegt werden zu können, aber auch die Grundlage zu einer gemeinsamen Auswertung zu geben. Auch niedergelassene Ärzte können sich an einer derartigen Auswertung beteiligen. Es kommt natürlich bei einer gemeinsamen Auswertung entscheidend darauf an, übereinstimmende Stichwörter zu wählen. Den Fertilitätsuntersuchungsbogen von WAGNER und DOEPFMER habe ich unter 2 Gesichtspunkten überarbeitet, einmal dem der begrenzten Kapazität und zum zweiten dem des für manchen Andrologen vielleicht etwas zu großen Umfanges. Ich glaube, ohne eine Aufteilung der Sachverhalte in verschiedene Gruppen, die je nach der Einstellung des Einzelnen und seinen technischen und personellen Möglichkeiten entfallen oder ausgetauscht werden können, kommt man nicht aus. Am sinnvollsten erscheint mir eine Aufteilung in die 4 Gruppen: Anamnese, klinischer Befund, Andrologischer Spezialbefund und Behandlung und Verlauf. In den Tabellen 1—4 habe ich die meines Erachtens wichtigsten Gesichtspunkte zusammengestellt, die aber noch beliebig ergänzt werden können, weil sich ja auf einem Bogen dann zunächst wesentlich weniger als 80 Stichwörter befinden*. Die Untersuchungen der Gruppe III (Andrologischer Spezialbefund) müssen nicht unbedingt vom Arzt selbst durchgeführt werden, sondern können zu einem großen Teil von einer med.-techn. Assistentin erledigt werden.

Literatur

DOEPFMER, R.: Z. Geburtsh. Gynäk. **155**, Beilageheft: Beiträge zur Fert. u. Steril. 2, 9 (1960).
HIENZ, H. A.: Frankf. Z. Path. **69**, 342 (1958).
HÖRMANN, O.: Inaug. Diss. Heidelberg (1963).
KIESSLING, W.: Dtsch. med. Wschr. **84**, 516 (1959).
MEYHÖFER, W.: Persönliche Mitteilung.
NIERMANN, H.: Persönliche Mitteilung.
SCHIRREN, C.: Persönliche Mitteilung.
WAGNER, G., u. R. DOEPFMER: Arch. klin. exp. Derm. **219**, 937 (1964).

Aussprache

Herr BANDMANN (München):

Wir haben mit dem sehr ausgezeichneten Fragebogen von Herrn DOEPFMER und Herrn WAGNER zu arbeiten versucht und dabei leider feststellen müssen, daß wir pro Bogen eine Zeit von 1 Std und 40 min allein zum Ausfüllen benötigen; dabei ist der Patient noch nicht untersucht worden. Dieser Zeitaufwand ist unter den gegenwärtigen Umständen nicht zu vertreten.

Herr BORELLI (München):

Ich halte es für sehr wichtig, daß man für andrologische Fragestellungen eine geeignete Dokumentationsform findet. Meine Frage an Herrn KIESSLING geht dahin, ob die Durchsichtmethode nicht noch viel mehr Zeit in Anspruch nimmt als der Fragebogen von Herrn DOEPFMER?

---

* Die Tabellen können beim Verf. angefordert werden.

Herr Kiessling (Heidelberg):

Der Nachteil der Durchsichtmethode beruht darauf, daß man mit der Hand stanzen muß. Wir haben für die Ausfüllung des Bogens von Wagner u. Doepfmer sogar 2 Std benötigt. Ich glaube aber doch, daß wir uns in absehbarer Zeit einer solchen Dokumentation zuwenden müssen, wenn wir auswertbare Ergebnisse erhalten wollen.

Herr Doepfmer (Bonn):

Die Schwierigkeiten einer Dokumentation mit einem einheitlichen Fragebogen liegen meines Erachtens besonders darin, daß jeder von uns klinischen Andrologen einen bestimmten Schwerpunkt hat, dem er sein besonderes Interesse widmet.

Herr Schirren (Hamburg):

Ich möchte noch eine Überlegung in die Diskussion um die Dokumentation einfügen. Wenn wir hören, daß man für die Ausfüllung eines derartigen Bogens bis zu 2 Std benötigt, dann muß man sich fragen: Leidet unter einer derartigen „Bürokratisierung" nicht das Verhältnis von Arzt zu Patient und umgekehrt. An einem Vormittag kann man unter derartigen Aspekten dann gerade 3—4 Patienten untersuchen. Gegenwärtig habe ich bis zu 30 am Vormittag zur Untersuchung und könnte einen derartigen Aufwand nur unter Einschaltung von 3—4 Assistenten treiben; dann wäre aber nicht mehr gewährleistet, daß jeder Patient von mir persönlich angesehen wird, worauf wir hier in Hamburg z. Z. ganz besonderen Wert legen.

Aus der Universitäts-Hautklinik Hamburg-Eppendorf
(Direktor: Prof. Dr. Dr. J. Kimmig)

Die Therapie von Fertilitätsstörungen und Bewertung des Behandlungserfolges*

Von

C. Schirren

Mit 2 Abbildungen

Allen therapeutischen Bemühungen muß eine klare Diagnosestellung vorausgehen. Wir verlangen daher stets ein vollständiges Spermiogramm mit allen Einzelheiten der morphologischen und biochemischen Untersuchung des Ejaculates bei Gesamtwürdigung des somatischen Befundes und der anamnestischen Angaben. Wenn aus diesen Einzelheiten eine pathologische Diagnose, z. B. im Sinne einer Oligo- oder Hypozoospermie, resultiert, dann sind weitere diagnostische Maßnahmen mit Hodenbiopsie und Hormonanalysen erforderlich. Ich möchte auf diese zusätzlichen Maßnahmen besonders hinweisen, da sie sich nicht ambulant durchführen lassen; sie sind aber notwendig, um z. B. die Hormonsituation beurteilen zu können. Für die Serum-Gonadotropinbehandlung bei einer Oligospermie ist die Kenntnis dieser Gegebenheiten Voraussetzung für das Gelingen der Therapie. Denn es ist nicht gleichgültig, ob beispielsweise eine verstärkte endogene FSH-Produktion vorliegt, da diese eine zusätzliche exogene Zufuhr verbieten würde.

Die *Anwendung von Sexualhormonen* hat auf Grund der tierexperimentellen Untersuchungsergebnisse und klinischer Ermittlungen ihre Berechtigung. Es sei in diesem Zusammenhang auf die Beziehungen zwischen den Gonadotropinen und Testosteron hingewiesen, wie sie sich nach den Befunden von Tonutti darstellen.

Danach ist allein unter dem Einfluß von FSH eine Bildung von befruchtungsfähigen Spermatozoen bzw. ein sicherer Effekt auf eine Steigerung der Spermiogenese zu erwarten. Diese Feststellungen konnten soeben von Courrier (1964)

---

* Herrn. Prof. Dr. med. Dr. med. vet. h. c., Dr. med. h. c. H. A. Gottron zum 75. Geburtstag.

erneut unter Beweis gestellt werden. Testosteron wirkt dagegen ausschließlich im Sinne eines Kontakthormones über die Tubulusmembran und greift nicht in die weitere Spermiogenese ein. Unter diesen Gesichtspunkten ist eine gleichzeitige oder nacheinander erfolgende Zufuhr von FSH (Serumgonadotropin) und Testosteron voll gerechtfertigt.

Diese experimentellen Erfahrungen haben wir bereits vor Jahren an zahlreichen Patienten bestätigen können (SCHIRREN und GITTERMANN). Inzwischen konnten wir bei 404 Patienten, die mit der von KIMMIG inaugurierten kombinierten Serumgonadotropin-Testosteron-Kur behandelt wurden, weitere morphologische Studien an den Spermatozoen der so behandelten Patienten vornehmen. Insgesamt gesehen ist von den etwa 6000 bisher untersuchten Patienten ein sehr viel höherer Prozent-

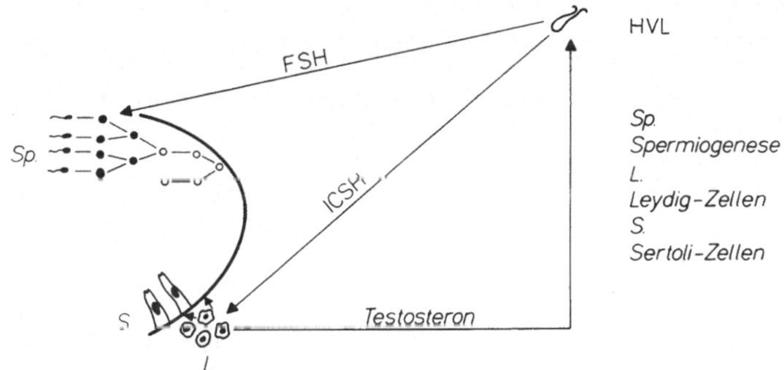

Abb. 1. Der Einfluß der Hormone auf die Spermiogenese (nach TONUTTI)

satz behandelt worden. Wir rechnen mit 30% Normospermie, 40% Oligo-/Hypozoospermie und etwa 30% absoluter Infertilität bei unseren Patienten. Nur ein kleiner Prozentsatz hiervon findet sich aber bereit, nach Abschluß der Therapie rechtzeitig erneut zur Vorstellung zu kommen, geschweige denn nach Eintritt der erhofften Gravidität sich erneut zu zeigen. Mit einer gewissen Regelmäßigkeit haben sich bei den so behandelten Patienten folgende Charakteristica gezeigt:

Unter der Behandlung kommt es zu einer

a) Vermehrung der Spermatozoen,
b) Verbesserung der Motilität,
c) Verbesserung der Morphologie.

Dabei ist voll berücksichtigt, daß nicht in jedem Einzelfall diese Besserung eintreten wird bzw. eingetreten ist. Wir verfügen über einzelne Beobachtungen, in denen *keinerlei Effekt* auf die vorhandenen Befunde eintrat. Unter der Serumgonadotropin-Testosteron-Kur ist die Verbesserung der 3 Spermafaktoren *Dichte – Motilität – Morphologie* aber erheblich höher als bei allen anderen Behandlungsmethoden, so daß wir aus diesen Gründen unser Kurschema empfehlen können, vorausgesetzt, daß die entsprechenden diagnostischen Möglichkeiten voll ausgeschöpft wurden.

Wenngleich uns die Gesetzmäßigkeiten in den Beziehungen zwischen Testosteron und FSH auf die Spermiogenese bekannt waren, so lag uns dennoch daran, den *Einfluß von Testosteron auf die Spermiogenese* exakt nachweisen zu können. Wir haben daher 73 Patienten mit einer peroral applizierbaren Methyltestosteron-Vitamin E-Kombination behandelt, der außerdem noch Yohimbin, Strychnin, Coffein und Ephedrin in niedrigster Dosierung beigegeben waren. Wir gaben in den ersten 50 Tagen täglich 10 mg Methyltestosteron und 60 mg Vitamin E, um anschließend für weitere 50 Tage auf die Hälfte der Dosis zurückzugehen (vgl. MERTZ). Es konnte die morphologische Qualität der Spermatozoen unter dieser Behandlung verbessert werden; die Spermatozoendichte und -Motilität blieben unbeeinflußt. Diese Befunde decken sich also gut mit der eingangs angeführten Ansicht Tonuttis, wonach die Spermiendichte — hervorgegangen aus der Zahl der Reifeteilungen — nicht direkt von Testosteron, sondern von FSH abhängig ist. Es erscheint uns verfrüht, aus diesen Untersuchungsbefunden zum gegenwärtigen Zeitpunkt allgemeinverbindliche Aussagen oder Empfehlungen abzuleiten.

In der Gestalt des *Methyl-Testosteron* besitzt das Testosteron seine unbeschränkte Berechtigung bei der Therapie der postpuberalen Leydigzell-Insuffizienz. Diese Fertilitätsstörung zeichnet sich durch eine Normospermie mit ausreichender Spermatozoendichte und ausreichender -Motilität bei stark herabgesetzten Fructosewerten aus. Das bedeutet: Die Diagnose kann nicht mehr unter dem Mikroskop gestellt werden, sondern sie bedarf einer biochemischen Fructosebestimmung im Spermaplasma (vgl. Schirren 1961). Bei jedem Patienten, der eine Normospermie aufweist, muß daher mit einer postpuberalen Leydigzell-Insuffizienz gerechnet werden. Bisher konnte diese Diagnose in 3% unserer Patienten mit Normospermie aus dem Fructosespiegel gestellt werden. Wenn dieser Prozentsatz auch sehr niedrig erscheinen mag, so rechtfertigt er nach unserer Auffassung dennoch den Aufwand einer Fructosebestimmung. Denn diese Patienten sind als hochgradig subfertil bzw. infertil anzusehen; mit Ansteigen des Fructosespiegels im Spermaplasma unter Methyltestosteron werden sie dagegen voll zeugungsfähig.

Bewertung des Behandlungserfolges

Die *Bewertung des Behandlungserfolges* muß u. a. von folgenden Gesichtspunkten ausgehen:

1. Verbesserung der Qualität des Spermas,
2. Anzahl der Konzeptionen und Geburten.

Eine *Verbesserung der Qualität des Spermas* kann nach unserer Auffassung lediglich durch die morphologische Differenzierung der Spermatozoen beurteilt werden. Leider sind derartige Angaben in der Literatur außerordentlich selten; man findet statt dessen fast nur Mitteilungen wie „das Sperma wurde gebessert", „die Motilität stieg an" u.v.a.m. Überzeugen kann ein günstiges Behandlungsresultat aber nur dann, wenn Einzelheiten des Spermiogramm *vor* und *nach* der Behandlung unter Berücksichtigung der Untersuchungsbedingungen bekanntgegeben werden.

Die z. T. recht erheblichen Widersprüche über den Einfluß von Hormonzufuhr bei Fertilitätsstörungen des Mannes auf die Spermaqualität gehen zum großen Teil darauf zurück, daß die für ein Patientenkollektiv ermittelte durchschnittliche Besserung einzelner Spermafaktoren auf jeden einzelnen Patienten übertragen wird. Man schließt von der durchschnittlichen Wirkung z. B. auf die Spermiendichte bei einer Gruppe von Patienten auf den therapeutischen Effekt bei dem einzelnen Patienten (vgl. Mertz). Ein solches Vorgehen ist unter Zugrundelegung der meist sehr kleinen Fallzahlen nicht möglich. Man ist also stets gehalten, den Effekt einer Hormonbehandlung am Individuum selbst zu kontrollieren. Dabei sollte man nicht außer acht lassen, daß auch bei der Oligospermie eine stets unterschiedliche Ausgangssituation vorhanden ist; so kann man im einen Falle eine Motilität von 80% bei 10 Mill. Sp./ml und im anderen Falle eine Motilität von nur 30% bei ebenfalls 10 Mill. Sp./ml vorfinden. Es leuchtet ein, daß der Effekt einer Motilitätssteigerung bei 30% erheblich größer sein kann als bei 80%, wo die Motilität bereits der Norm entspricht. Bevor daher nicht ausreichende mathematische Grundlagen für die Anwendung z. B. eines Wirkungsquotienten mit Berücksichtigung der normalen Schwankungsbreite erarbeitet worden sind, sollte man eine detaillierte Vorweisung der beim einzelnen Spermiogramm ermittelten Werte fordern, wenn von Wert oder Unwert einer Therapie gesprochen wird.

Es kann nicht Sinn dieses Referates sein, von den 404 Patienten, bei denen vor, während und nach einer Hormontherapie eingehend die Spermatozoendichte und die Spermatozoenqualität untersucht wurden, die einzelnen Spermiogramme vorzulegen. Das ist zum großen Teil in Dissertationen oder in eigenen Arbeiten zu wiederholten Malen erfolgt.

Die *echten Therapie-Erfolge* in Gestalt von Konzeptionen und Geburten gesunder Kinder sind besonders interessant. Es gibt viele Autoren, die diesen „Tatsachen" große Bedeutung beimessen. Entsprechende statistische Untersuchungen mit Berücksichtigung eines größeren Patientengutes liegen allerdings nur in sehr begrenztem Rahmen vor (HELLINGA, SCHIRREN und BUNGE, WYPER). HELLINGA sah in 28,7% Schwangerschaften nach Testosterontherapie und in 27,8% nach Serumgonadotropin-Behandlung. WYPER betont an Hand von Beobachtungen bei 302 Ehen, daß mit fallenden Spermatozoenzahlen ein Absinken der Schwangerschaftsrate eintreten würde. Er sah durchschnittlich in 35,5% das Eintreten einer Schwangerschaft. Unsere eigenen Feststellungen wurden z. T. gemeinsam mit BUNGE gemacht. Es ergab sich dabei ein durchschnittlicher Prozentsatz von 38% Geburten. Das Maximum von Geburten sahen wir bei der postpuberalen Leydigzell-Insuffizienz mit 61%, es folgen 50% Geburten bei der Hypozoospermie und Oligospermie I. Grades, während bei den schwereren Graden von Oligospermie ein Rückgang der Konzeptionen mit Absinken der Spermaqualität zu beobachten war. Die Untersuchungen sind darüber hinaus unter besonderer Berücksichtigung des psychologischen Momentes der andrologischen Untersuchung vorgenommen worden, da es uns reizvoll erschien, diesem Fragenkomplex einmal näherzutreten. Wir hatten nämlich aus Einzelbeobachtungen den Eindruck gewonnen, daß hier offenbar ein nicht zu vernachlässigendes Moment zu suchen sei.

Für unsere Nacherhebungen sind ausschließlich Beobachtungen verwertet, in denen eine sichere Angabe über das Eintreten der Schwangerschaft in Zusammenhang mit der andrologischen Untersuchung bzw. im Zusammenhang mit den Behandlungsmaßnahmen zu erhalten war. Dabei ergab sich überzeugend eine Häufung von Konzeptionen innerhalb der ersten 5—7 Monate nach der Untersuchung mit einem Maximum innerhalb von 3—4 Monaten. Besonders wichtig sind die ermittelten Ergebnisse bei den Patienten mit Normospermie und bei unbehandelter Oligo-/Hypozoospermie, da sie einen Rückschluß auf die Erfolge der medikamentösen Therapie erlauben.

Wir glauben, daß der Eintritt von Schwangerschaften in den unbehandelten Gruppen nicht zufälliger Natur ist, sondern sehen hier einen Effekt der Untersuchung als solcher. Berücksichtigen wir einmal die Faktoren, die dieser Untersuchung des Mannes vorausgegangen sind: In jedem Einzelfall war die Ehefrau z. T. von mehreren Gynäkologen untersucht und behandelt worden; die Ehe bestand z. T. bis zu 10 Jahren und war bisher kinderlos geblieben. Der Kinderwunsch existiert erst seit wenigen Jahren; vorher hatte man die heute übliche Antikonzeption aus den bekannten wirtschaftlichen Gründen angewendet. Die moderne Ehe geht ja davon aus, daß erst *in* der Ehe die Voraussetzungen *für* die Ehe geschaffen werden sollen; damit ist *für das Kind zunächst kein Platz* vorhanden (SCHIRREN 1960 und 1964). Nachdem die Frau also in den ersten Jahren an das Zusammensein mit dem Mann nur unter dem Gedanken „kein Kind" herangehen durfte, soll sie plötzlich eine entgegengesetzte Einstellung annehmen; dabei kann sie sich aber aus der bereits eingefahrenen nicht ohne weiteres lösen. Hinzu kommt, daß der Mann für sich entschieden jede Beeinträchtigung seiner Zeugungsfähigkeit ablehnt, da er Potentia coeundi und Potentia generandi gleichsetzt. Unter diesen Gesichtspunkten bedeutet es für die Frau ein *besonderes Erlebnis,* wenn auch der Mann endlich seinen Beitrag leistet, indem er sich zu der von der Frau meistens schon lange gewünschten Untersuchung bereit findet. Meines Erachtens kann man die unmittelbar nach der Untersuchung des Mannes gehäuft auftretenden Schwangerschaften nur mit den erwähnten psychologischen Momenten in Zusammenhang

5*

bringen. Diese Auffassung wird weiterhin bestätigt durch die Auskünfte von Frauen, die gemeinsam mit ihrem Mann zur Untersuchung gekommen waren bzw. diesen gebracht hatten.

Wenn wir unter diesen Aspekten die Behandlungsresultate bei Oligospermie-Patienten nach der kombinierten Serumgonadotropin-Testosteron-Therapie auswerten, dann ergibt sich eine Steigerung der Schwangerschaften um das Doppelte gegenüber den unbehandelten Patienten mit einem Maximum bereits am Ende der Hormonbehandlung (Abb. 2). Es zeigt sich hier also sehr deutlich, daß die zur Anwendung gebrachte Therapie ein echter Behandlungserfolg gewesen ist.

Betrachten wir schließlich noch die Bewertung des Behandlungserfolges bei der Therapie des Hodenfehlstandes. Es erscheint mir wichtig, auch von unserer Seite auf die besondere Verantwortung hinzuweisen, die der hier tätige Arzt übernimmt. Eine klare, richtige Diagnosestellung gegebenenfalls unter Hinzuziehung eines Konsiliarius ist sicher für das zu behandelnde Kind besser als ein sofortiger Beschuß mit Hormonen.

Insgesamt bei 128 Patienten der in den letzten Jahren untersuchten Patienten lag eine Fehllagerung des Hodens vor. Eine Behandlung dieser Patienten durch uns ist lediglich bei der Rubrik „Hormontherapie" vorgenommen worden (Choriongonadotropin — 2×1000 E pro Woche bis 6000—8000 E). In allen anderen Fällen wurden die Patienten auswärts behandelt. Die Klassifizierungen sind nach den anamnestischen Angaben und nach dem Lokalbefund gewählt. Die Ergebnisse —

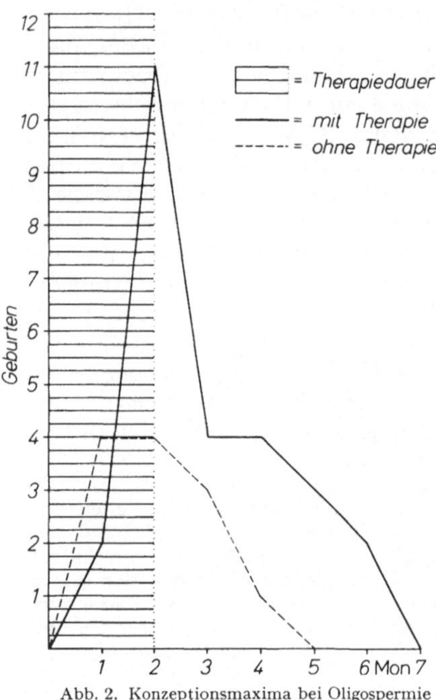

Abb. 2. Konzeptionsmaxima bei Oligospermie

die Untersuchungen sind gemeinsam mit O. Steeno vorgenommen worden — zeigen einen z. T. recht erheblichen Prozentsatz von Fertilitätsstörungen und von absoluter Infertilität bis zu 84,4%. Es soll hier nicht die Richtigkeit der Hormontherapie oder der Operation diskutiert werden. Aus Tab. 1 ergibt sich aber

Tabelle 1. *Gegenüberstellung der Fertilitätsstörungen bei Hodenhochstand*

Diagnose	Fälle	Fertilitäts-Störung (%)	Infertil %
Verspäteter Spontandescensus	5	80	80
Hormontherapie	21	82,6	47,2
Kryptorchismus (einseitig)	23	76,5	54,0
Kryptorchismus (beidseitig)	9	100	100
Descensus-Operation (einseitig)	18	65,2	37,5
Descensus-Operation (beidseitig)	35	96,9	84,4
Hochstehende Hoden	17	31,25	18,75

sehr einleuchtend — unabhängig von der heute allgemein anerkannten Meinung der primären Minderwertigkeit des Hodens auch der descendierten Gegenseite bei Hodenhochstand — die Fragwürdigkeit der therapeutischen Maßnahmen. Trotzdem sind wir im Interesse des Patienten gezwungen zu behandeln, da wir dem 8—10 jährigen nicht ansehen können, ob er in die Gruppe der später infertilen oder fertilen Männer gehören wird. Die Hodenbiopsie erlaubt eine entsprechende Auskunft; sie ist in diesem Alter nach unseren Erfahrungen allerdings mit einem hohen Risiko verbunden.

Zusammenfassung

Für die Therapie von Fertilitätsstörungen ist eine gründliche Kenntnis der Hormone und ihrer Wirkungen erforderlich. Weiterhin muß eine morphologische und biochemische Untersuchung des Spermas bei Berücksichtigung des gesamten Patienten erfolgen. Die Oligo- und Hypozoospermie sind für eine Anwendung der Serumgonadotropin-Testosteron-Kur geeignet. Die Bewertung des Behandlungserfolges kann immer nur von den beim Einzelpatienten festgestellten Änderungen des Spermiogramms ausgehen. Ein wichtiger Indicator ist weiterhin die Anzahl von Graviditäten nach der Therapie. Unsere Darlegungen zeigen aber, daß man auch bei unbehandelten Patienten unmittelbar nach der andrologischen Untersuchung mit einer Häufung von Schwangerschaften zu rechnen hat, die bei der Bewertung des Behandlungserfolges berücksichtigt werden müssen.

Literatur

Courrier, C.: Med. News (N.Y.) **95**, 1 (1964).
Mertz, M.: Inaug.-Diss. Hamburg 1964.
Schirren, C.: Fertilitätsstörungen des Mannes. Stuttgart: F. Enke 1961.
— Andrologie. In: Almanach für die Frauenheilkunde. München: J. F. Lehmann 1964 (dort weitere Lit.)
—, u. U. Bunge: Med. Welt **1964**, 2343.
—, u. G. Gittermann: Klin. Wschr. **1959**, 80.
Tonutti, E.: Über die Strukturelemente des Hodens und ihr Verhalten unter experimentellen Bedingungen. In: Zentrale Steuerung der Sexualfunktionen. Berlin-Göttingen-Heidelberg: Springer 1955.

Aussprache

Herr Borelli (München):

Ich bin Ihnen außerordentlich verbunden, daß Sie die psychologischen Aspekte so herausgestellt haben. Mir liegt die gerechte Berücksichtigung dieser Faktoren besonders am Herzen. Es ist ja auf dem Gebiet der Fertilitätsstörungen des Mannes nicht nur die Biochemie, die eine besondere Rolle spielt, sondern gleichwertig sind sicher auch psychologische Momente anzusehen. Ihre Bemerkungen über die Konzeptionshäufigkeit allein nach der Untersuchung des Mannes, ohne daß bei der Ehefrau besondere Maßnahmen ergriffen wurden, können von mir aus eigener Erfahrung bestätigt werden.

Von Ihnen wurde in die Therapie der postpuberalen Leydigzell-Insuffizienz eingeführt, daß man zyklusgerecht 15 Tage lang (begonnen am 1. Tag der Regel) dem Ehemann jeweils 10 mg Methyl-Testosteron zuführt. Ich habe bei manchen Patienten, die ausschließlich mit Testosteron behandelt worden sind, nach Absetzen dieser Therapie den Eindruck gehabt, daß es zu negativen Auswirkungen auf die Potenz (Erektionsschwäche, Libidomangel) gekommen ist. Haben Sie ähnliche Beobachtungen gemacht?

Herr Schirren (Hamburg):

Ich habe weder bei der postpuberalen Leydigzell-Insuffizienz noch bei anderen Patienten, die ausschließlich mit Testosteron behandelt wurden, nach Absetzen der Behandlung die von Ihnen beobachtete negative Auswirkung gesehen. Dagegen sah ich gelegentlich *unter* Testosteron derartige Effekte. Sehr viel weniger Nebenwirkungen als beim reinen Methyltestosteron sah ich in letzter Zeit nach peroraler Anwendung 1-α-Methylandrostan-17-β-ol-3-on (Schering), das speziell bei der postpuberalen Leydigzell-Insuffizienz zur Anwendung kam in einer Dosierung von 20 mg täglich. Dieses Präparat scheint mir besonders gut verträglich zu sein bei etwa gleichem Effekt auf den Fructosespiegel.

Aus der Endokrinologischen und Sterilitäts-Poliklinik der Universität Amsterdam

Spasmolytica in der Therapie von Fertilitätsstörungen

Von

G. Hellinga

Mit 2 Abbildungen

Die Behandlung von Fertilitätsstörungen beim Mann hat erst in den letzten Jahren von veralteten Vorstellungen Abschied genommen. So hatte man lange geglaubt, daß die Subfertilität des Mannes eine einheitliche Krankheit sei, die einheitlich behandelt werden könnte. Heute wissen wir sehr genau, daß man die subfertilen Männer in verschiedene Gruppen einteilen muß. Im Vordergrund derartiger Einteilungen steht das sog. *Spermabild*. Es ist z. B. ein großer Unterschied, ob ein Patient in seinem Sperma eine herabgesetzte Spermatozoendichte aufweist und eine verminderte Motilität *mit* oder *ohne* eine mehr oder weniger große Anzahl von Spermatozoenkopf-Anomalien.

Tabelle 1. *Aufgliederung der verschiedenen Faktoren, die an der Qualität des Spermas beteiligt sind*

	Anamnese	Spermiogenese	Nebenhoden	Transport	Samenblasen	Prostata	Speicherung	Ejaculation	Post-ejak.-periode
Menge					×	×	×	×	×
Zahl	×	×		×			×	×	×
Beweglichkeit		×	×		×	×		×	×
Morphologie.		×							
Leukocyten.			×		×	×			×
Viscosität.					×	×		×	

Tab. 1 zeigt schematisch eine Aufgliederung der verschiedenen Faktoren, die an der Qualität des Spermas beteiligt sind. Auf der linken Seite sehen Sie untereinander die 6 wichtigsten Qualitäten des Ejaculats. Auf der Waagerechten oben erkennen Sie nebeneinander die verschiedenen Faktoren, welche für die Zusammensetzung des Ejaculats bedeutsam sind. Wenn wir beispielsweise eine Störung der Prostatafunktion bei einem Mann haben, dann könnte daraus eine Änderung der Motilität, der Viscosität und des Ejaculatvolumens resultieren, während die Spermatozoendichte und die Morphologie unbeeinflußt bleibt. Demgegenüber muß ein schädigender Einfluß auf die Spermiogenese sich vor allem auf die Zahl, die Motilität und die Morphologie der Spermatozoen auswirken, während Volumen und Viscosität keinerlei Beeinträchtigung erfahren.

Es wird damit deutlich, daß verschiedene Ursachen zu einem völlig verschiedenen Spermabild führen müssen; dementsprechend benötigen wir verschiedene Behandlungsarten. Ausgehend von dieser prinzipiellen Feststellung, der *Einteilung der Patienten nach dem Spermabild*, nehmen wir in Amsterdam noch eine weitere Unterteilung nach dem anatomischen Befund an den äußeren Geschlechtsorganen und nach dem Ergebnis verschiedener Laboratoriumsuntersuchungen

(Funktion der Testes, der Prostata und des Endokriniums) vor. Unter diesen besonderen Gesichtspunkten haben wir in Amsterdam in den letzten Jahren ein Schema für die Behandlung der Subfertilität des Mannes entwickelt. Theoretisch kann man nämlich davon ausgehen, daß auch beim Mann spastische Zustände der

Tabelle 2. *Die 5 verschiedenen Spermabilder*

Morphologie	Zahl	Beweglichkeit	
	Oligo-		O
		Astheno-	A
	Oligo-Astheno		OA
Piri-Lepto			PL
Teratozoospermie			T

glatten Muskulatur eine Rolle spielen. Aus der Gynäkologie sind uns derartige Zusammenhänge bekannt. Ein solcher spastischer Zustand der glatten Muskulatur im Bereich der ableitenden Samenwege würde sich z. B. manifestieren in einer unvollständigen Entleerung der Samenwege bei der Ejaculation; wir würden dann im Ejaculat eine Herabsetzung der Motilität und einer Verminderung der Spermatozoenzahl zu erwarten haben. Die klinische Diagnose würde in einem solchen Falle lauten: Oligo-Astheno-Zoospermie. Solchen Patienten haben wir Spasmolytica zur Therapie ihrer Oligo-Astheno-Zoospermie verordnet; die Diagnosestellung ergab sich bei wiederholter Samenuntersuchung, wobei die mittlere Spermatozoenzahl, die Größe der Testes und die sexuelle Karenz Berücksichtigung fanden. Die Patienten erhielten Belladonna und Papaverin. Wir haben eine derartige Behandlung seit 1950 kontinuierlich durchgeführt und insgesamt 3 große Nachuntersuchungsreihen gemacht.

Aus Abb. 1 geht das Ergebnis der ersten Nachuntersuchung von 55 Patienten im Jahre 1952 hervor. Für jeden Patienten sind die Zahl der Spermatozoen (Mittelwert aus mehreren Bestimmungen) *vor* und *nach* 6 Wochen Behandlung sowie die Motilitätswerte berücksichtigt. Ein Teil der Patienten reagiert auffällig günstig, während ein anderer Teil überhaupt keinerlei Reaktion zeigt; in den letzteren Fällen muß also die Ursache der schlechten Spermaqualität eine andere sein und dementsprechend nicht auf Spasmen der glatten Muskulatur beruhen.

Die zweite Nachuntersuchung erfolgte in den Jahren 1956/57. Wir hatten mehrere 100 Patienten behandelt und konnten 110 Patienten nachuntersuchen. Kontrolluntersuchungen wurden bei einer größeren Zahl von Patienten, welche die gleichen Medikamente erhielten, durchgeführt, bei denen jedoch ein anderes Spermabild vorlag; hier konnte unsere Therapie theoretisch kein Resultat ergeben, weil wir davon ausgehen müssen, daß Spasmen der glatten Muskulatur nicht zu Abweichungen der morphologischen Qualität des Spermas führen können. Wir hatten damals auch Patienten behandelt, die eine Spermatozoendichte zwischen 20 und 30 Mill. Spermatozoen/ml aufwiesen. Diesen Befund sehen wir heute als fast normal an.

Tab. 3. zeigt eine Übersicht der Behandlungsergebnisse mit Spasmolytica bei insgesamt 183 Patienten. In den Spalten *vor*, *nach* und *nach* $^1/_2$ *Jahr* erkennt man im Zähler die Spermatozoendichte pro ml, während im Nenner der Prozentsatz der Motilität 2 Std nach der Ejaculation angegeben ist. Es sind jeweils die Mittelwerte der Spermabilder aller Patienten der 5 verschiedenen Diagnosen zusammengefaßt worden. In der Gruppe Oligo-Astheno-Zoospermie stieg die Spermatozoendichte von 23,1 auf 23,3, um nach erneuter Behandlung bei 40 Patienten bis auf 40,4 Mill.

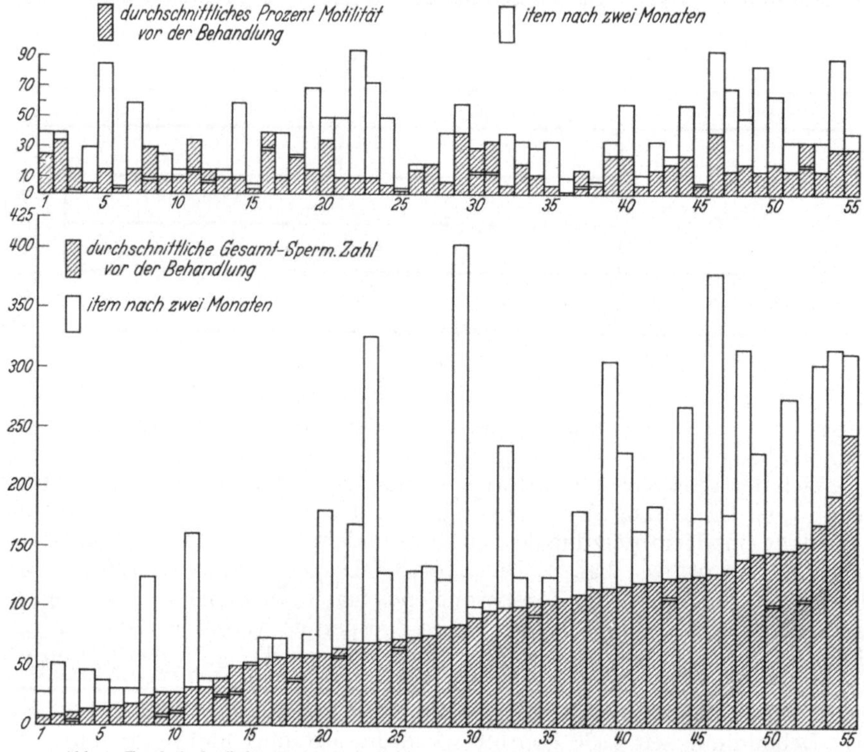

Abb. 1. Ergebnis der Behandlung von 55 Patienten mit Oligo-Astheno-Zoospermie (1950—1952)

Spermatozoen/ml anzusteigen. In gleicher Weise stieg die Motilität von 15,2% auf 29,1%, um nach erneuter Behandlung bis auf 30,9% anzusteigen. Diese Besserungen sind statistisch 100% signifikant. Bei der Teratozoospermie (Beeinträchtigung von Zahl, Motilität und Morphologie) ist lediglich eine geringgradige Ver-

Tabelle 3. *Übersicht der Behandlungsergebnisse mit Spasmolytica bei 183 Patienten (vgl. Tab. 2)* (Sign. in % = Signifikanz in %)

Diagnose-Gruppe	Pat.	vor	nach	Sign. in %	Pat.	nach ½ Jahr	Sign. in %
O	26	20,9 / 42,3	40,0 / 43,3	99,8 / 16	8	25,5 / 40,4	58 / 16
A	8	44,6 / 16,3	51,9 / 34,7	72,5 / 94,2	4	53,5 / 45,0	49,4 / 85,7
O A	110	23,1 / 15,2	33,3 / 29,1	100 / 100	40	40,4 / 30,9	100 / 100
PL	12	22,2 / 33,7	39,3 / 32,4	80,5 / 8	6	33,5 / 35,8	68 / 8
T	27	19,2 / 16,5	17,4 / 28,5	45 / 95	12	21,4 / 22,0	26,5 / 63

besserung der Motilität zu beobachten, die aber nach wiederholter Behandlung nicht signifikant bleibt. Es muß besonders betont werden, daß nicht in jedem Falle von Oligo-Astheno-Zoospermie ein normales Spermabild erreicht werden konnte;

Tabelle 4. *Schema zur Beurteilung der ,,Besserung'' eines Befundes*

			Beweglichkeit				
			0—5 pCt	5—10 pCt	10—20 pCt	20—40 pCt	> 40 pCt
			a	b	c	d	e
	0—5 m/cc	1					
	5—10 m/cc	2					
Zahl	10—20 m/cc	3					
	20—40 m/cc	4					
	> 40 m/cc	5					

es blieb eine gewisse Anzahl von Patienten übrig, bei denen keine Spasmen der glatten Muskulatur als Ursache der Abweichung des Spermabildes festgestellt werden konnten.

Die dritte Nachuntersuchung fand im Jahre 1960/61 mit Hilfe der holländischen Stiftung T.N.O. statt. Unser besonderes Augenmerk galt jetzt der Frage, wieviel Patienten eine signifikante Besserung zeigten und wie groß die Kinderzahl bei diesen Patienten war. Wir haben die Patienten miteinander verglichen, bei denen eine Besserung eintrat und bei denen eine solche ausblieb.

Um eine ,,Verbesserung'' des Spermiogramms feststellen zu können, teilen wir die Spermaqualitäten in quantitativ unterschiedliche Gruppen ein, wie sie aus Tab. 4 hervorgehen. Grundsätzlich spreche ich nur dann von einer ,,Besserung'', wenn durch das Ergebnis der Nachuntersuchung wenigstens ein Karree übersprungen wird. Ich nenne das die sog. ,,Stufen-Verbesserung'' oder "two points improvement". Weist ein Patient also vor der Behandlung bei einer Motilität von 5—10% (b) eine Spermatozoenzahl von 5—10 Mill. Spermatozoen/ml auf (2), dann ist eine ,,Besserung'' des Befundes nur eingetreten, wenn nach der Behandlung z. B. wenigstens eine Motilität von 20—40% (d) oder aber eine Steigerung der Spermatozoenzahl auf 20—40 Mill. Sp./ml (2) erreicht worden ist.

In Abb. 2 sind die Ergebnisse der 3. Nachuntersuchung zusammengefaßt. Es handelt sich dabei um 190 Männer, die wegen Kinderlosigkeit der Ehe behandelt wurden. 90 dieser Patienten (etwa 48%) zeigten eine Zwei-Stufen-Verbesserung; in 38% dieser Gruppe bekam die Ehefrau wenigstens 1 Kind. 55 Patienten zeigten keinerlei Besserung nach der Behandlung; in 13% kam es bei den Frauen dieser Gruppe zu einer Schwangerschaft. Bei 45 Patienten war eine Nachuntersuchung des Ejaculates nicht möglich; hier

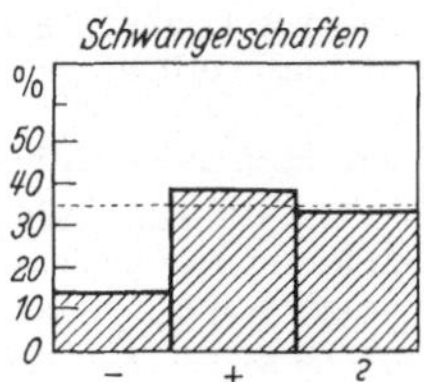

Abb. 2. Ergebnis der Spermiogramm-Stufen-Besserung und der beobachteten Graviditäten bei 190 Patienten. (— = kein Effekt; + = Besserung/Gravidität; ? = keine Nachuntersuchung/Gravidität ohne Spermakontrolle)

war in 33% eine Schwangerschaft bei der Ehefrau eingetreten. Der ungewöhnlich hohe Prozentsatz von Männern, die sich nicht zu einer Nachuntersuchung vorstellten, sondern lediglich schriftlich Nachricht von der Geburt eines Kindes gaben, erklärt sich daraus, daß diese Patienten zum großen Teil sehr weit entfernt von Amsterdam wohnen und zum anderen keinen weiteren Wert auf eine exakte Nachuntersuchung legten, da sie ja bereits den Nachweis ihrer Fruchtbarkeit durch die Schwangerschaft bei der Ehefrau erbracht haben.

Zusammenfassung

Die drei Nachuntersuchungen haben sehr deutlich gezeigt, daß in etwa 50% der Patienten mit Oligo-Astheno-Zoospermie eine signifikante Besserung des Ejaculates durch die Therapie mit Spasmolytica erreicht werden kann. Bei anderen Spermabildern kann eine derartige Besserung nicht erwartet werden. Der Prozentsatz von Graviditäten mit 38% in der Gruppe der gebesserten Spermabilder gegenüber 13% in der Gruppe mit nicht gebesserten Spermabildern weist darauf hin, daß in dieser Gruppe von Oligo-Astheno-Zoospermie offenbar zwei Untergruppen verborgen sein müssen. Zum anderen ergibt sich aus den Erfolgen der Therapie, wie wichtig die Unterteilung der großen Gruppe von Patienten mit Subfertilität nach den verschiedenen Spermabildern für die Behandlung im einzelnen sein kann.

Aussprache

Herr KIESSLING (Heidelberg):

Welches Spasmolyticum bevorzugen Sie und welche Dosierung dabei? Wie lange ist die Behandlungsdauer?

Herr HELLINGA (Amsterdam):

Wir bevorzugen Belladonna (bis 15 mg) und Papaverin (40 mg), beides 3mal täglich über 6 Wochen gegeben. Über einen Zeitraum von 6 Wochen wird die Behandlung nicht ausgedehnt. Man muß sonst damit rechnen, daß die Patienten über Sehstörungen klagen. Eine Kontrolle des Spermiogrammbefundes erfolgt in der 6. Woche. Wir haben andere Patienten, bei denen die Spermaqualität immer wieder absinkt. Diesen Patienten geben wir Spasmolytica zyklusgerecht, wobei der Beginn am letzten Tage der Menstruation der Frau liegt. Behandlungsdauer in diesem Fall 10 Tage, dann Unterbrechung bis zur nächsten Menstruation. Die Behandlung wird so lange fortgesetzt, bis eine Schwangerschaft eingetreten ist.

Herr HORNSTEIN (Düsseldorf):

Gibt es eine subjektive Symptomatik für solche spastisch bedingten Störungen? Haben Sie bei den von Ihnen beobachteten Störungen eine Kombination mit Viscositätsänderungen gesehen? Ich persönlich habe den Eindruck aufgrund meiner Beobachtungen, daß bei Oligo-asthenospermien gehäuft Viscositätsstörung mit Verlängerung der Verflüssigungszeit des Spermas vorliegt.

Herr HELLINGA (Amsterdam):

Es gibt keine subjektiven Kriterien für das Vorliegen einer spastischen Störung. Die Patienten können außerdem keine entsprechenden Angaben machen, wenn sie danach gefragt werden. Lediglich die Ejaculation selbst scheint unter der antispasmodischen Behandlung besser vor sich zu gehen. Ihre Frage nach dem Einfluß der Viscositätsänderung möchte ich dahingehend beantworten, daß ich darauf hinweise, wie wichtig für die Prognose das Hinzutreten weiterer verschlechternder Faktoren ist. Gelegentlich sehen wir nur eine Verschlechterung der Motilität; tritt jetzt ein Viscositätsstörung hinzu, dann ist das ein verschlechterndes Moment. Kommt weiterhin eine deutliche Reduzierung der Spermatozoenzahlen zu diesen beiden Faktoren, so wird die Prognose noch schlechter. Lediglich bei hochgradiger Oligoasthenospermie haben wir gelegentlich einen schlechten Viscositätsgrad gesehen.

Herr KIMMIG (Hamburg):

Haben Sie im Rahmen Ihres Untersuchungsgutes einmal auf das Ergothionein geachtet? Diese Base hat eine parasympathische Wirkung. Sie kommt im menschlichen Spermaplasma vor; man ist sich allerdings nicht darüber klar, welche Bedeutung sie besitzt.

Herr HELLINGA (Amsterdam):

Wir sind in biochemischen Fragen weit zurück gegenüber Ihren Untersuchungen hier in Hamburg.

Herr SCHIRREN (Hamburg):

Ergothionein kommt in großen Mengen im Sperma des Ebers vor. Beim Menschen, beim Bullen und beim Widder konnte diese Substanz trotz umfangreicher Untersuchungen auch in größeren eingeengten Spermamengen immer nur in ganz geringen Spuren oder gar nicht nachgewiesen werden. Für das Ebersperma wird nach MANN der hohe Ergothioneingehalt als besonders charakteristisch angesehen. Das Ebersperma unterscheidet sich von den Spermagruppen anderer Säugetiere durch die außerordentlich niedrige Spermatozoendichte. MANN glaubt, daß das Vorhandensein von Ergothionein im Eberspermaplasma einer Verbesserung der Qualität des Spermas mit besonderem schützendem Effekt auf die Motilität der Spermatozoen dient.

Herr SCHIRREN (München):

Psychische Faktoren spielen bei Fertilitätsstörungen sicher eine größere Rolle, als gemeinhin angenommen wird. An dieser Stelle muß des Genius loci THEODOR HEINEMANN gedacht werden, der von 1919—1950 Direktor der Univ.-Frauenklinik Hamburg war, in deren Hörsaal wir heute zu Gast sind. Er wies wiederholt darauf hin und wurde von FIKENTSCHER und STAUDER bestätigt, daß bei Frauen psychisch bedingte Spasmen in den Eileitern zu beobachten sind, die bei der Salpingographie fälschlicherweise häufig als Tubenverschluß gedeutet werden.

Herr BRETT (Hamburg):

Ich habe eine Frage aus der Praxis, die einen 32jährigen Moslem betrifft, der seit vielen Jahren kinderlos verheiratet ist. In diesem Fall sind bereits mehrfach Spermiogramme angefertigt worden, auch außerhalb. Es hat sich einmal im Ausland das Vorhandensein von Spermatozoen ergeben; allerdings sollen die Spermatozoen unbeweglich gewesen sein. Alle folgenden Untersuchungen dagegen haben stets das Vorliegen einer Aspermie ergeben. Meine Frage ist: Wie kann man diese divergierenden Befunde erklären und was ist zu tun ?

Herr HELLINGA (Amsterdam):

Es ist außerordentlich schwierig, diese Frage ohne Kenntnis der Anamnese zu beantworten.

Herr SCHIRREN (Hamburg):

Nach meiner Meinung muß der erste Befund falsch gewesen sein. Es kann natürlich auch sein, daß der Patient das Urteil des untersuchenden Arztes falsch interpretiert hat. Wir erleben es ja sehr häufig, daß Patienten kommen, denen gesagt worden ist: ,,Bei Ihnen sind verkrüppelte tote Samenfäden vorhanden'' — diese Patienten konnten aber gar keine Spermatozoen gehabt haben, da sie einen primären Hypogonadismus aufwiesen oder gar keine Hoden besaßen.

Herr DOEPFMER (Bonn):

Was machen Sie bei Verzögerung der Verflüssigungszeit und Auftreten von Leukocyten im Ejaculat ? Bei der Verzögerung der Verflüssigung ist manchmal eine Asthenospermie vorhanden, bei denen gelegentlich kleine Testosterondosen helfen können.

Herr HELLINGA (Amsterdam):

Wenn Leukocyten im Ejaculat auftreten, dann liegt eine Infektion vor, die antibiotisch behandelt werden muß. Eine Prostatamassage machen wir in solchen akuten Fällen niemals. Wir suchen bei derartigen Fällen nach einem Herd, den wir häufig an den Zähnen oder an den Nebenhöhlen finden. Wir haben bei derartigen Fällen z. B. im Prostatasekret und aus dem Zahngranulom denselben Keim mit derselben Resistenz züchten können; das dürfte als Beweis für die Richtigkeit meiner Auffassung gelten. In den Fällen, bei denen es durch medikamentöse oder ähnliche Maßnahmen nicht gelingt, die Viscositätsstörung zu beseitigen, empfehle ich den Zusatz einer von der Fa. Winthrop entwickeltes Substanz Alevaire zum Sperma; es gelingt dann eine schnelle Verflüssigung desselben, so daß eine homologe Insemination möglich ist.

Herr ELIASSON (Stockholm):

Die Behandlung mit parasympathikolytischen Stoffen bezweckte die Aufhebung eines eventuellen Krampfes z. B. im vas deferens. Soweit ich weiß, ist jedoch die motorische Innervation sympathisch, während die cholinergische Innervation in erster Linie die Sekretproduktion berührt. Ich frage mich deshalb, ob die guten Resultate nicht auf einem anderen Mechanismus beruhen können.

Herr Bandmann (München):

Ich glaube demgegenüber, daß Hoden und Samenleiter sogar sehr parasympathisch innerviert sind. Das geht auch daraus hervor, daß man konkordante Veränderungen der vegetativen Beckenganglien, die zum Parasympathicus gehören, mit den Hoden findet. Diese Befunde gehen auf Stieve zurück. Außerdem sind die parasympathischen Anteile des Lumbal- und Sacralmarkes zuständig für Erektion und Ejaculation.

Herr Leidl (München):

Aus Ihren Tabellen ging hervor, daß es unter der Behandlung mit Spasmolytica zu einer Erhöhung der Spermatozoendichte kam. Trat gleichzeitig eine Verminderung des Volumens ein?

Herr Hellinga (Amsterdam):

Nein.

Aus der Universitäts-Kinderklinik Hamburg-Eppendorf
(Direktor: Prof. Dr. K. H. Schäfer)

Die Behandlung des Hodenhochstandes aus der Sicht des Pädiaters

Von

J. R. Bierich

Mit 4 Abbildungen

Die Problematik des Hodenhochstands wird vor allem durch den Umstand bestimmt, daß der nichtdescendierte Hoden morphologisch und funktionell nicht ausreift, sondern degeneriert und steril bleibt. Vereinzelte Beobachtungen, in denen trotz fehlenden Descensus Spermiogenese und Fertilität nachgewiesen worden ist, sind zahlenmäßig ohne Bedeutung.

Die Ursache der Hodenparenchymschädigung ist in der erhöhten Umgebungstemperatur zu erblicken, der der hochstehende gegenüber dem scrotalen Hoden unterworfen ist (Sand, Nelson, Clegg). Unsere Aufgabe ist es, die Fertilität zu erhalten, indem wir den Testis vor dieser thermischen Schädigung bewahren und den Descensus herbeiführen. Auf die zweite Voraussetzung zur Fertilität, die anlagemäßige Intaktheit der Keimdrüse, haben wir hingegen keinen Einfluß.

Die nachfolgende Tabelle zeigt die Frequenz des Hodenhochstandes in den verschiedenen Lebensperioden.

Ausgetragene Neugeborene haben in rund 4% einen Hodenhochstand, 1jährige Kinder dagegen nur noch in 0,7%. Beim Erwachsenen liegt der Prozentsatz nach Scorer um 0,5%, was mit der Bundeswehrstatistik von Doepfmer ungefähr übereinstimmt. Andere Autoren geben 0,2—0,3% an (Gilbert u. Hamilton; Bishop; Charny u. Wolgin). Für diesen in der Pubertät eintretenden Descensus sind z. T. natürlich ärztliche Maßnahmen verantwortlich; sehr oft tritt der Descensus aber spontan ein, wie aus mehreren großen Beobachtungsserien hervorgeht. Bei insgesamt 790 Kindern mit Hodenhochstand, die Johnson zusammengestellt hat, erfolgte der Spontandescensus in 500 Fällen. Der Zeitpunkt des Abstiegs verteilt sich dabei symmetrisch mit rund ± 4 Jahren um ein Maximum im 12. Lebensjahr. Wilkins, W. W. Scott und Andersen u. Mitarb. haben empfohlen, diesen in

Tabelle 1. *Spontandescensus* (nach Scorer)

Alter	Hodenhochstand in %
Frühgeborene	33
Ausgetragene Neugeborene . .	4
Ausgetragene nach 1 Monat . .	1,8
Ausgetragene nach 1 Jahr . . .	0,7
Erwachsene	0,5

60% und mehr erfolgenden Spontandescensus beim Hodenhochstand abzuwarten und stützen sich dabei auf 2 Serien von Biopsien, die in ihren Augen keine Anhaltspunkte für eine Parenchymschädigung der nichtdescendierten Hoden ergab.

Aufgrund eines weitumfassenderen Materials bioptischer und spermatologischer Untersuchungen wird dieser Standpunkt von der Mehrzahl der Untersucher jedoch heute abgelehnt und eine frühere Behandlung gefordert (ROBINSON u. ENGLE; SNIFFEN; CHARNY; MAIER u. SPANN; ST. SCOTT; BIERICH; HECKER u. BRAREN; HECKER, DAUM, HIENZ u. HAIDERER u. a.).

Die erste Frage, die zur Beantwortung ansteht, betrifft daher den optimalen Zeitpunkt des Therapiebeginns.

Unsere *zweite Frage* betrifft die optimale Methode der Therapie.

Die dritte Frage ist die, welche Resultate wir erwarten können.

Ad I. Zur Frage nach dem optimalen Zeitpunkt des Behandlungsbeginns möchte ich einige Bilder von Hodenbiopsien wiedergeben, die Herr SCHIRREN bei Patienten unserer Klinik vorgenommen hat, welche im Alter von 12—15 Jahren

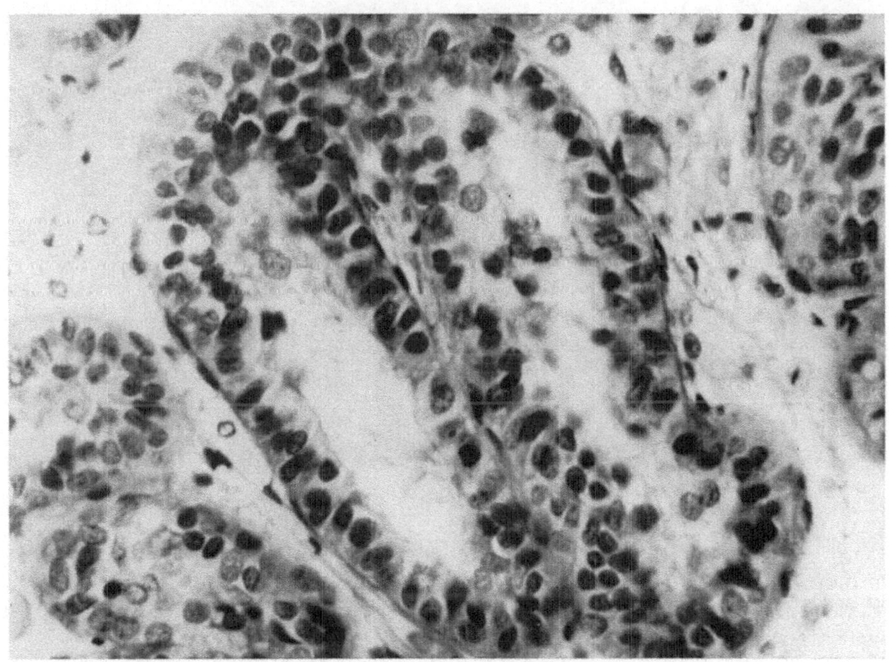

Abb. 1. Erklärung s. Text (HE — 1120 ×)

zu uns kamen. Die ersten beiden Abbildungen[1] stammen von einem 15jährigen Jungen. Der Tubulusdurchmesser ist stark vermindert, die Kanälchen enthalten nur Sertolizellen und einzelne Spermatogonien. Abb. 1 — von einem 13jährigen Jungen — zeigt ein ähnliches Bild mit engen Tubuli und einreihigem, unreifen Epithel. Bei einem 12jährigen Jungen finden sich zwar annähernd normal weite, doch durchaus unreife Hodenkanälchen und darüber hinaus eine beginnende Wandsklerose. Bei dem letzten Patienten der Serie sind alle Veränderungen in weit fortgeschrittenerem Maße zu sehen (Abb. 2). Das Samenepithel ist hochgradig degeneriert, die Kanälchenwände stark fibrosiert, einige Tubuli sind in Atrophie begriffen, auch das intertubuläre Bindegewebe ist stark vermehrt. Derartige Alterationen sind irreversibel.

---

[1] Aus technischen Gründen können hier nur 2 Abbildungen wiedergegeben werden.

In Übereinstimmung hiermit hat Rea bei Hodenhochstand im Alter über 15 Jahren in 100% eine fehlende Spermatogenese festgestellt, ebenso Scott in einer Serie von 40 Biopsien bei Jungen, die mit 11—18 Jahren in Behandlung kamen. Die *Therapie jenseits des 10. Lebensjahres, d. h. während der Reifungsperiode der Keimdrüse, ist daher als verspätet anzusehen.*

Hodenbiopsien, die Scott bei Kindern vorgenommen hat, die bei Behandlungsbeginn jünger als 10 Jahre waren, zeigten dagegen intaktes Samenepithel. Auch

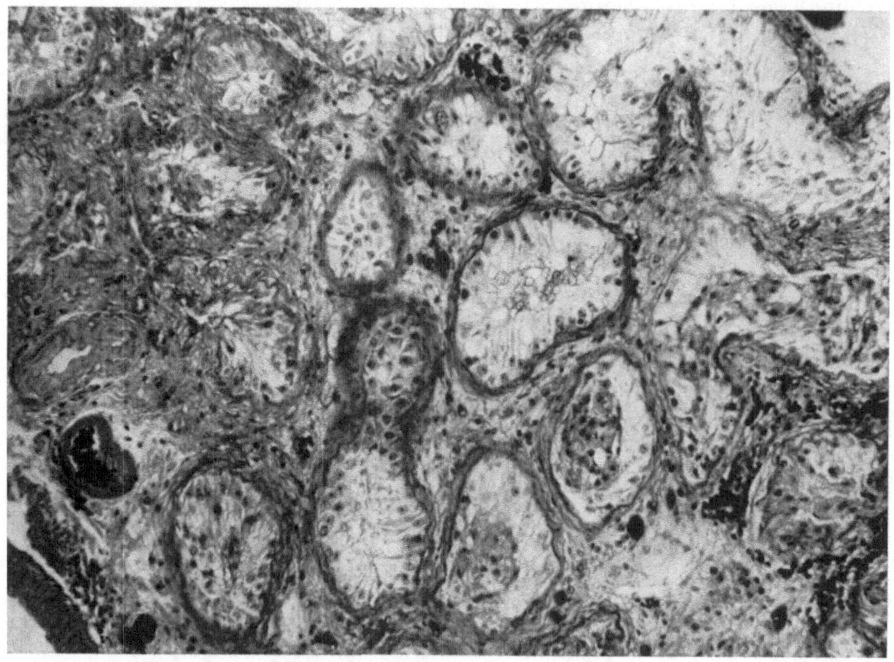

Abb. 2. Erklärung s. Text (HE — 280 ×)

Charny, der über besonders große Erfahrungen verfügt, sah vor dem 10. Lebensjahr bioptisch keine stärkeren Veränderungen. Bei Therapiebeginn vor dem 10. Jahr erhielten Zanartu und Hamblen in der Regel normale Spermiogramme, im Gegensatz zu in höherem Alter Behandelten.

Auch die 10-Jahresgrenze wird von verschiedenen Autoren jedoch als zu spät für den Therapiebeginn betrachtet. Aufgrund von insgesamt mehr als 300 Biopsien kommen Robinson und Engle und ebenso Hecker u. Mitarb. zu dem Schluß, daß die Entwicklung des nichtdescendierten Hoden bereits vom 5./6. Lebensjahr an gehemmt ist. Wie Abb. 3 zeigt, bleibt die altersgemäße Vergrößerung des Tubulusdurchmessers schon in der Wachstumsphase im allgemeinen erheblich zurück und überschreitet kaum die frühkindlichen Normwerte. Nicht nur die quantitative, sondern auch die qualitative Entwicklung wird jedoch als gestört betrachtet, vor allem die Differenzierung der Spermatogonien. Wie weit diese Veränderungen reversibel sind, ist allerdings noch umstritten. Ferner ist unklar, in welchem Umfang hier primäre Hodendefekte, die ja häufig vorkommen, das Bild verändern. Wir selbst plädieren, ebenso wie Tonutti und Heinke, für den Therapiebeginn im 9. Lebensjahr.

Ad II. Hinsichtlich der Frage, in welcher Form die Behandlung durchgeführt werden soll, haben sich die Standpunkte der Pädiater und Endokrinologen einer-

seits und der Chirurgen andererseits in letzter Zeit weitgehend genähert. An die
Stelle der Alternative: entweder Hormontherapie oder Orchidopexie, ist im allgemeinen die Empfehlung getreten, zuerst eine Kur mit Gonadotropinen durchzuführen und nur bei Mißerfolg zu operieren. Dabei ist es klar, daß der Schwerpunkt der Erfolge der Hormonbehandlung bei den mobilen Leistenhoden, vor allem
den doppelseitigen Gleithoden liegt, während die Domäne der chirurgischen Inter-
vention die mechanisch bedingte fixierte Hodenretention ist. Auch von chirur-
gischer Seite wird heute nicht mehr bestritten, daß die Gonadotropin-Kur das
schonendere Verfahren ist, welches deswegen als erstes eingesetzt werden sollte —
abgesehen von Fällen mit begleitender
Leistenhernie oder Torsionen und von
ektopischen Hoden (MAIER und SPANN;
NICOLE; OBERNIEDERMAYER und MAIER).

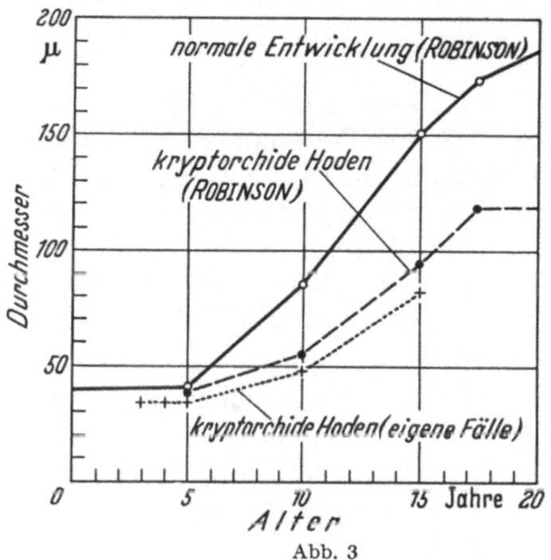

Abb. 3

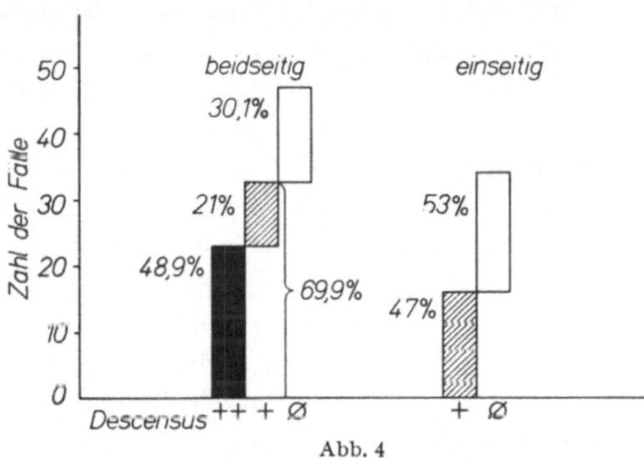

Abb. 4

Abb. 3. Entwicklung der Hodentubuli bei gesunden Kindern und Patienten mit Hodenhochstand; Resultate von ROBINSON
u. ENGLE und HECKER u. BRAREN (nach HECKER u. BRAREN)

Abb. 4. Erfolge der Gonadotropinbehandlung bei Hodenhochstand (aus BIERICH, SCHIRREN u. SCHUBERT)

Das Mittel der Wahl ist das menschliche Choriongonadotropin. Die empfohle-
nen und sicher unschädlichen Dosen betragen 2 × wöchentlich 500—1500 E, im
ganzen 6 Wochen lang. Bei nur partiellem Erfolg wird die Kur 4 Wochen später
wiederholt. Bei negativem Erfolg wird unmittelbar im Anschluß operiert, wobei
die modernen Methoden eine weitgehende Mobilisation der Samenstrangsgebilde
und eine spannungsfreie Verlagerung ins Scrotum anstreben.

Ad III. Unsere eigenen Resultate mit der HCG-Therapie gehen aus Abb. 4
hervor. Bei der günstigeren doppelseitigen Hodenretention hatten wir einen vollen
Erfolg in 49% und einen einseitigen Erfolg in weiteren 21% der Fälle. Bei einseitiger Retention erzielten wir den Descensus in der Hälfte der Fälle. Sehr ähnliche
Zahlen, die unsere Ergebnisse vollauf bestätigen, erhielten CERNEA und, in jüng-
ster Zeit, KNORR sowie VAN DER WERFF TEN BOSCH. Wesentlich schlechtere Erfolge hatten dagegen BERGSTRAND und QUIST, LARON und LEVY und CANLORBE
aufzuweisen, zum Teil allerdings wohl infolge insuffizienter Dosierung.

Damit sind wir bereits bei der Beantwortung der dritten Frage angelangt —
welche Erfolge nämlich erwartet werden können. Die eben genannten Erfolgs-
ziffern beziehen sich nur auf den Descensus der Hoden, der bei kunstgerecht durch-
geführter Operation naturgemäß in noch höherer Frequenz erzielt wird, wie vor
allem die rund 1000 Fälle umfassende Serie von GROSS und JEWETT gezeigt hat.

Hinsichtlich der Hodenfunktion sind die Ergebnisse leider weniger befriedigend. Über
normale Biopsie — bzw. Spermabefunde bei frühzeitiger Hormonbehandlung haben CHARNY
und WOLGIN, ZANARTU und HAMBLEN sowie HELLINGA berichtet. Wir selbst haben bei der

Nachuntersuchung von Männern, die frühzeitig wegen doppelseitiger Hodenretention mit HCG behandelt worden waren, nur in knapp der Hälfte der Fälle eine Normospermie gefunden, bei den übrigen Oligospermien, in 50% mit Spermienzahlen unter 5 Mill. pro ml (Bierich, Schirren, Schubert).

Nach Orchidopexie fallen die Ergebnisse in der Regel schlechter aus. Besonders die früher geübten Methoden mit ungenügender Mobilisation und Festheftung der Testikel unter Zug wirkten sich katastrophal aus (Zahor u. Raboch; Weyeneth; Nowakowski).

Aber auch nach Anwendung besserer Operationsverfahren hat Charny stets Parenchymschäden beobachtet, ebenso wie die Operationen von Maier und Spann in keinem einzigen der später nachuntersuchten Fälle zu einer Normospermie und nur in einem Viertel der Fälle zu Spermienzahlen von 10 Millionen oder mehr pro ml geführt haben — dies vor allem bei Patienten, die vor dem 10. Lebensjahr operiert worden waren. Eine von Scott aus dem Schrifttum zusammengestellte Serie von 148 vor der Pubertät operierten Patienten ergab Fertilität in 44%, eine Serie von Bergstrand und Quist Fertilität in 35—55%.

Für diese ungünstigen Erfolge sind mehrere Faktoren anzuschuldigen: 1. die negative Selektion des chirurgischen Krankenguts; 2. das Trauma der Operation; 3. die Tatsache, daß wir es beim Hodenhochstand nach heutigen Kenntnissen in 20—50% der Fälle mit primär dysgenetischen Testes zu tun haben, deren Spermatogenese anlagemäßig gestört ist. Von einigen Autoren ist bei einseitiger Hodenretention auch der scrotale Hoden in 40—50% als primär defekt beurteilt worden (Raboch und Zahor; Hecker u. Mitarb.). Derartig veränderte Testikel vermögen, sofern sie hochstehen, natürlich auch auf HCG nicht anzusprechen.

Die Beurteilung, was noch als normal und was schon als pathologisch zu bezeichnen ist, ist schwierig und wird nicht einheitlich durchgeführt. Die zuletzt genannten Ziffern werden nicht allenthalben akzeptiert. Jedenfalls ist es aber die Häufigkeit dieser primären Hodendefekte, die unseren therapeutischen Anstrengungen eine natürliche Grenze setzt.

Literatur

Bergstrand, C. G., and O. Quist: Abstract 3rd Meeting Europ. Pediat. Endocrinol. Club, Hamburg 1964. Acta endocr. (Kbh.) Suppl. (im Druck).

Bierich, J. R.: Hodenhochstand. In: Die Prognose chron. Erkrankungen. Herausgeg. von F. Linneweh. Berlin-Göttingen-Heidelberg: Springer 1960. (Hier weitere Lit. Ang.)

— Mschr. Kinderheilk. **109**, 140 (1961).

—, C. Schirren u. W. Schubert: Abstract 3rd Meeting Europ. Pediat. Endocrinol. Club, Hamburg 1964; Acta endocr. (Kbh.) Suppl. (im Druck).

Canlorbe, P.: 2rd West Europ. Congress Internat. Fert. Ass. Amsterdam 1964.

Clegg, E. J.: J. Endocr. **27**, 241 (1963).

Doepfmer, R.: 3rd West Europ. Congress Internat. Fert. Ass. Amsterdam 1964.

Hecker, W. Chr, R. Daum, H. Hienz u. O. Haiderer: Dtsch. med. Wschr. **89**, 2177 (1964).

Hellinga, G.: Symposion Intern. Fert. Ass. 1962, Oss, Holland.

Knorr, D.: Therapiewoche **14**, 583 (1964).

Laron, Z., and J. Levy: Abstract 3rd Meeting Europ. Pediat. Endocrinol. Club., Hamburg 1964. Acta endocr. (Kbh.) Suppl. (im Druck).

Maier, W. A.: Therapiewoche **14**, 580 (1964).

Maier, W., u. W. Spann: Dtsch. med. Wschr. **87**, 1697 (1962).

Nicole, F.: 3rd West Europ. Congress Internat. Fert. Ass. Amsterdam 1964.

Oberniedermayr, A., u. W. A. Maier: Z. Kinderchir. **1**, 97 (1964).

Rea, C. E.: J. Tenn. med. Ass. **54**, 75 (1961).

Scott, L. St.: Brit. J. Urol. **32**, 183 (1960).

— J. Reprod. Fertil. **2**, 54 (1961).

— Symposion Intern. Fert. Ass. 1962, Oss, Holland.

Tonutti, E., O. Weller, E. Schuchardt u. E. Heinke: Die männliche Keimdrüse. Stuttgart: Thieme-Verlag 1960.

v. d. Werff ten Bosch, J. J.: Abstract 3rd Meeting Europ. Pediat. Endocrinol. Club, Hamburg 1964. Acta endocr. (Kbh.) Suppl. (im Druck).

Aussprache

Herr NIERMANN (Münster):

Von Pädiatern ist in früheren Jahren immer gegen die frühe Hormonbehandlung beim Kryptorchismus der Einwand erhoben worden, man könne eine Pubertas praecox auslösen. Von annähernd 100 eigenen behandelten Fällen habe ich einmal eine derartige Beobachtung machen können. Haben Sie etwas ähnliches bei Ihren Patienten beobachten können? Welche Konsequenzen ziehen Sie daraus für die Therapie?

Herr BIERICH (Hamburg):

Die Befürchtung, durch die HCG-Behandlung eine echte Pubertas praecox zu erzeugen, ist gegenstandslos. Die Wirkung der Gonadotropine verläuft über die Aktivierung der Leydig-Zellen, welche aufhört, sobald die Injektionen des Hormons ausgesetzt werden. Während der Behandlungszeit selbst — d. h. in den betreffenden $1 \times$, $2 \times$ oder 3×6 Wochen, in denen die Injektionen verabreicht werden — steht der Organismus allerdings zunehmend unter dem Einfluß des körpereigenen Testosterons, was zu Sensationen im Bereich der Genitalsphäre, und vor allem zu Erektionen führen kann. Ich selbst habe Klagen hierüber bei insgesamt 200 Kuren aber nur in vereinzelten Fällen (3—4 mal) gehört.

Herr DOEPFMER (Bonn):

Wir haben jetzt einseitig kryptorche Patienten nachuntersucht. Unter diesen 87 Patienten ergab sich in 21 Fällen eine Fertilität, in 27% eine Infertilität und in den restlichen Fällen eine Subfertilität. Wir glauben, daß die anlagebedingten Veränderungen sehr viel häufiger sind, als man bisher angenommen hat.

Herr HELLINGA (Amsterdam):

Herr HORNSTEIN hat in seinem Vortrag die Auffassung vertreten, daß man ein Kind mit Kryptorchismus im Alter von 6 Jahren operieren sollte. Meine Meinung ist demgegenüber, daß man auf keinen Fall vor dem 10. bis 12. Lebensjahr operieren darf. Die Schädigungsmöglichkeiten durch den Operateur sind im Alter von 6 Jahren sehr viel größer. Natürlich stehen sich hier zwei Meinungen einander gegenüber, von denen nur diejenige richtig sein kann, die das bessere Resultat bei den Nachuntersuchungen solcher Patienten vorweisen kann. Ich darf in diesem Zusammenhang auf das III. Westeuropäische Symposion der International Fertility Association verweisen, das im Frühjahr in Amsterdam stattfand und unter dem Leitthema „Behandlungsmethoden des Hodenhochstandes" gestanden hat. Auch auf diesem Symposion hat sich ergeben, daß man keine generelle Behandlungsvorschrift für alle Fälle von Hodenhochstand geben kann. Man muß sich immer nach dem Einzelfall richten. Es mag einzelne wenige Fälle geben, die im Alter von 6 Jahren operiert werden müssen; sie werden aber sicher in der Minderzahl sein. Generell sollte man eine derartige Behandlungsvorschrift nicht geben.

Herr HORNSTEIN (Düsseldorf):

Die von Herrn HELLINGA aufgeworfenen Fragen sind außerordentlich bedeutungsvoll. Man sollte dieses Problem vielleicht so formulieren: Operation im 6. oder 12. Lebensjahr. Ich stimme mit Ihnen überein, daß jeder operativen Therapie immer eine Hormonbehandlung vorauszugehen hat. Führt die Hormonbehandlung dagegen nicht zum Descensus, dann muß eine Operation angeschlossen werden.

Herr NIERMANN (Münster):

Während man noch vor 10 bis 15 Jahren ganz allgemein die Auffassung vertreten hat, daß der Hodenhochstand nicht vor dem 14.—16. Lebensjahr behandlungsbedürftig sei, nehmen wir heute einen anderen Standpunkt ein: Wir meinen, daß die hormonale Behandlung des Hodenhochstandes, die ja immer am Anfang jeder Hodendystopie-Therapie stehen muß, frühzeitig einzusetzen hat, um Schädigungsmöglichkeiten durch falsche Lagerung des Hodens vorzubeugen.

Herr HORNSTEIN (Düsseldorf):

Ich möchte nicht für die Orchidopexie plädieren, denn in den Fällen von Hodenbiopsien, die ich nach der Orchidopexie gesehen habe, waren immer schwerwiegende Gefäßveränderungen zu beobachten, die mich doch in dem Verdacht bestärkten, daß vasculäre Durchblutungsstörungen im Vordergrund stehen, die möglicherweise im Verlauf der Operation eingetreten sind. Wir können im Vorwege nicht entscheiden, ob eine mechanische Retentio testis vorliegt oder ein primärer Hodenschaden, und müssen uns daher fragen, was wir in einem solchen Falle tun müssen, bei dem nach HCG-Behandlung kein Descensus erfolgt. Sollen wir dennoch bis zur Pubertät warten, daß möglicherweise mit geringer Aussicht doch noch ein Spontandescensus erfolgt oder sollen wir eine Orchidopexie vornehmen lassen? Sollen wir in einem solchen Fall, bei dem auch die ableitenden Samenwege ausgesprochen hypoplastisch sind, so daß eine Orchidopexie anatomisch gar nicht möglich ist, nicht besser den Hoden ganz entfernen? Diese Therapie hat sich bei unseren Urologen in Düsseldorf weitgehend angebahnt.

Herr Bierich (Hamburg):

In Fällen, bei denen die Therapieversuche mit HCG fehlgeschlagen sind, ist die Hoffnung darauf, daß die Hoden später im Beginn der Pubertät spontan descendieren, nicht gerechtfertigt. Ich stimme völlig mit Ihnen überein, daß unter diesen Umständen operativ eingegriffen werden soll unter den vorhin erwähnten Kautelen einer genügenden Mobilisation der Samenstranggebilde unter Vermeidung einer gewaltsamen Fixierung des Hodens am Oberschenkel.

Die von Ihnen angeführten, schon in jüngerem Alter zu beobachtenden Veränderungen am Keimepithel entsprechen den Angaben von Zahor und Raboch und von Hecker u. Mitarb., die bei einseitigem Hodenhochstand in den im Scrotum gelegenen Testikeln derartige Alterationen in 50 bzw. 40% der verwertbaren Fälle gefunden haben. Es würde sich damit also um primäre Hodendefekte handeln und nicht um Folgeerscheinungen des fehlenden Descensus. Allerdings glaube ich, daß die Bedeutung dieser morphologischen Bilder heute noch unklar ist. van der Werff ten Bosch hat sein Referat auf dem schon zitierten Kolloquium in Amsterdam mit der Frage beschlossen: ,,Was ist normal?''

Ihrer Empfehlung gegenüber, Testes, die durch alle versuchten Behandlungsmaßnahmen nicht zum Abstieg zu bringen sind, operativ zu entfernen, möchte ich einen konservativen Standpunkt einnehmen und zwar aus 3 Gründen: 1. Im allgemeinen haben die hochstehenden Hoden keine exkretorische, aber über lange Zeit eine inkretorische Funktion. 2. Die Entfernung des Hodens würde sich bei vielen Patienten auch im Hinblick des Selbstwertgefühls und des Gefühls der eigenen Männlichkeit deletär auswirken. 3. Nach den Publikationen von Carroll, von Ostrowski u. a. ist die Gefahr der malignen Entartung des nicht descendierten Hodens keineswegs so bedrohlich, wie man früher meinte. Exakte Unterlagen fehlen allerdings. Die maligne Entartung droht aber sicher nicht 20—30mal häufiger als bei orthotoper Lage der Keimdrüse.

Andrologische Erfahrungen in der Praxis

Von

C. G. Schirren sen.

Die fast erdrückende Fülle der neuesten Ergebnisse der andrologischen Wissenschaft gibt mir Veranlassung, über die andrologischen Ergebnisse einer mittleren dermatologischen Praxis zu berichten. Ich möchte dadurch die Fachkollegen der Praxis davon überzeugen, daß für den praktischen Dermatologen in keiner Weise Anlaß besteht, trotz der verwirrenden neuen Erkenntnisse und Untersuchungen, auf die Tätigkeit als Androloge zu verzichten und ein zur Dermatologie gehörendes wichtiges und interessantes Gebiet aufzugeben, um es mit Sicherheit anderen Fachdisziplinen zu überlassen. Die Andrologie ist durch die Dermatologie entwickelt und groß geworden.

Damit haben auch wir praktischen Dermatologen die Pflicht, alles zu tun, um dieses verwandte Gebiet unserem Fach zu erhalten.

Dazu ist es aber notwendig, daß wir uns ernstlich und eingehend, ja mit Leidenschaft mit der immer umfangreicher werdenden Andrologie beschäftigen und sehr viel mehr Zeit als früher für ihr Studium aufwenden, um uns auf dem Laufenden zu halten und den Anschluß an die rasch voranschreitende andrologische Wissenschaft nicht zu verlieren. Die Zeiten, in denen ein einziges ungefärbtes Präparat mit der Feststellung einiger müde durch das Gesichtsfeld schleichender oder kreuz und quer irrlichtender Spermatozoen von uns als Beweis für eine Fertilität angesehen werden durfte, sind schon lange vorbei. Heute gehören auch in der Praxis zur Beurteilung der Fertilität sehr viele theoretische Kenntnisse.

Ein solches vielseitiges Wissen ist für eine gezielte Anamnese und vor allem für eine erschöpfende und ausführliche Epikrise, die auch die Prognose und die Therapie zu berücksichtigen hat, einfach nicht zu entbehren.

Auch geht es heute ohne eine eingehende Untersuchung des ganzen Menschen, natürlich mit besonderer Berücksichtigung des Genitale und der accessorischen Geschlechtsdrüsen und der Feststellung des Behaarungstyps und der sekundären Geschlechtsmerkmale nicht mehr ab. Auf die einzelnen vielfältigen Methoden der makroskopischen und mikroskopischen Untersuchung des Ejaculats einzugehen, ist aus Zeitgründen nicht möglich. Außerdem gehören diese Kenntnisse zum Grundwissen eines jeden Dermatologen.

Es mag daher genügen, darauf hinzuweisen, daß nach meinem Material diese Untersuchungen, die alle in der Sprechstunde durchgeführt werden können, zusammen mit der Fructosebestimmung, die nicht in der Sprechstunde durchgeführt werden kann, in 97% der Fälle ausreichen, um zu einer Klärung der Diagnose zu führen.

Der Hundertsatz derjenigen Fälle von Infertilität, bei denen für die Diagnose die Hilfe einer Andrologischen Abteilung unumgänglich ist, wie z. B. bei einer Hodenbiopsie, der Bestimmung der 17-Keto-Steroide und der Gonadotropine, sowie bei der Chromatinbestimmung für die Bestätigung des echten Klinefelter, ist also nur klein. Er beträgt 3% aller 736 Fälle, bei den als subfertil oder infertil diagnostizierten 363 Fällen nur 6%. Aber auch von diesen wenigen Fällen kann der größere Teil später in der eigenen Praxis behandelt werden; es sei denn, es wird ein operatives Vorgehen erforderlich, wie z. B. bei der Varicocele oder bei der Obliterationsaspermie.

Die unbedingt notwendige Fructosebestimmung kann nur in einem besonders ausgerüsteten Institut durchgeführt werden.

Bei den auf meine Veranlassung ausgeführten 263 Fructosebestimmungen wurde in 16 Fällen, d. h. in 6% bei sonst in jeder Weise normalem Spermiogramm, eine postpuberale Leydigzellinsuffizienz festgestellt.

Daraus geht eindeutig hervor, daß heute, wo wir um die Bedeutung der Fructose für die Befruchtungsfähigkeit des Spermas wissen, zum mindesten jedes die Fertilität bejahende Gutachten ohne eine Angabe über die Höhe des Fructosespiegels rückstandig und wertlos ist.

Als Legitimation für meine Ausführungen zeige ich nun zwei Diapositive mit den andrologischen Ergebnissen einer dermatologischen Praxis, und zwar einmal mit einer Übersicht über die *Diagnostik* bei 736 von 766 Männern, die mich wegen der Kinderlosigkeit ihrer Ehe aufsuchten.

Tabelle 1. Diagnostik (736 Fälle)

Diagnose	Fälle	%	Biopsie
Normospermie	280	75,1	
Hyperspermie	93	24,9	
S. fertil:	373	49,3	
Hypozoospermie	61	16,8	0
Oligozoospermie I	47	13,2	8
Oligozoospermie II	37	10,1	1
Oligozoospermie III	37	10,1	5
Hypo- bzw. Akinesis	89	24,5	0
Azoospermie	17	4,6	5
Aspermie	71	19,5	11
Aspermatismus	4	1,1	0
S. sub- bzw. infertil:	363	50,7	22
postpuberale Leydig-Zellinsuffizienz (bei 263 Fructosebestimmungen)	16	6%	

Von diesen 736 Männern, bei denen insgesamt 1010 Spermiogramme angefertigt wurden, waren 49,3% fertil und 50,7% sub- bzw. infertil. 22mal war zur Klärung eine Hodenbiopsie notwendig, z. B. für die Diagnose eines echten Klinefelters, eines Sertolizellsyndroms, einer Spermiogenesestops oder einer Obliterationsaspermie.

Zum anderen zeige ich eine Tabelle mit den Ergebnissen der *Therapie*. Es wurden 93 Männer wegen Infertilität behandelt und nachkontrolliert, davon 87 mit der von KIMMIG inaugurierten Hormonkur. Von diesen 93 Fällen blieben 31,2% der Spermiogramme durch die Behandlung unbeeinflußt, 38,7% wurden gebessert und 30,0% wurden normalisiert. In 23 Fällen wurde nach der Behandlung des

Tabelle 2. *Therapie* (93 Fälle)

Diagnose	Fälle	unverändert	gebessert	Normal	Kinder
Hypozoospermie	22	5	7	10	3 (2)
Oligozoospermie I.	19⎫	6⎫	10⎫	3⎫	6⎫
Oligozoospermie II..	9⎬31	3⎬11	4⎬15	2⎬5	5⎬13
Oligozoospermie III.	3⎭	2⎭	1⎭	0⎭	2⎭
Hypo- bzw. Akinesis	39	13	13	13	7
Aspermie	1	—	1 (II.)	—	—
S.	93	29 (31,2%)	36 (38,7%)	28 (30,0%)	23 (25) (21,39%)
Postpuberale Leydig-Zellinsuffizienz	6	1	—	5 (83,3%)	—

Ehemannes die Geburt eines Kindes, davon bei 2 Ehen die Geburt eines weiteren Kindes mitgeteilt. Das ist ein Hundertsatz von 21,39% der behandelten Fälle. Von 6 wegen postpuberaler Leydigzellinsuffizienz buccal mit Testoviron behandelten Männer zeigten 5 Männer, d. h. 83,3% nach der Behandlung einen normalen Fructosespiegel.

Damit hoffe ich gezeigt zu haben, daß auch wir Dermatologen heute noch durchaus erfolgreich in unserer Sprechstunde andrologisch tätig sein können.

Wir tragen damit nicht nur dazu bei, die Andrologie der Dermatologie zu erhalten, sondern wir können die Freude erleben, bisher hoffnungslos kinderlosen Eheleuten zur Fruchtbarkeit und zum heiß ersehnten Kinde zu verhelfen, einer Freude, die mit zu den schönsten und beglückendsten Augenblicken des Andrologen gehört und der Freude des Geburtshelfers über eine von ihm geleitete schwere, aber erfolgreich zu Ende geführte Entbindung in Nichts nachsteht.

Aussprache

Herr HORNSTEIN (Düsseldorf):

Mich überrascht die hohe Zahl von Hyperspermien in Ihrem Krankengut. Wir in Düsseldorf halten uns an 4—5 Tage sexuelle Karenz vor derartigen Untersuchungen.

Herr ADAM (Tübingen):

Herr SCHIRREN sen. wie auch der Vorsitzende haben auf die Rolle hingewiesen, die die Dermatologie bei der Entwicklung der Andrologie gespielt hat. In der Diskussion mit anderen Kollegen wird einem häufig entgegengehalten, daß die Andrologie viele Wurzeln habe. Der historische Beitrag der Dermatologie für die Andrologie ist in der Gonorrhoe-Behandlung zu sehen, aus der sich die Andrologie gewissermaßen entwickelt hat. WILKINSON hat in seiner Monographie anfangs des 19. Jahrhunderts sehr eingehend auch auf die Fertilitätsstörungen des Mannes im Gefolge der Gonorrhoe hingewiesen, aber auch andere Fertilitätsstörungen genannt. Hinsichtlich der Behandlungserfolge sollte man aufhören, von relativen Behandlungserfolgen zu sprechen. Alle Referate des heutigen Tages haben sehr eindeutig zu erkennen gegeben, daß nur die echten Behandlungserfolge gewertet werden dürfen, worunter auch ich die morphologische Änderung des Spermiogramms im Einzelfalle sehe oder beispielsweise das Eintreten einer Gravidität. Ein Patient mit einer Oligospermie von 3 Millionen, bei dem es durch die Behandlung gelingt, die Spermatozoendichte auf 6—7 Millionen ansteigen zu lassen, ist nicht um 100% gebessert, sondern bleibt immer noch schwer subfertil.

Herr SCHIRREN sen. (Kiel):

Es besteht die Möglichkeit, daß der mit etwa 12% auch von mir als auffallend hoch erwähnte Prozentsatz von Hyperspermiefällen durch die um etwa 3 Tage höhere Karenzzeit bedingt sein kann. Meine Patienten halten in der Regel 6—8 Tage sexuelle Karenz ein. Mein

Prozentsatz errechnet sich daraus, daß ich die Hyperspermiepatienten in Beziehung gesetzt habe zu den fertilen Fällen und nicht zu sämtlichen untersuchten Patienten. Alle Patienten sind stets unter den gleichen Bedingungen untersucht worden. Trotzdem bleibt die Frage bestehen, ob ein Patient mit einer Polyspermie infertil, subfertil oder fertil ist.

Aus der Urologischen Abteilung (Leiter: Priv.-Doz. Dr. KLOSTERHALFEN)
der Chir. Univ.-Klinik Hamburg-Eppendorf
(Direktor: Prof. Dr. ZUCKSCHWERDT)

Die operative Behandlung von Fertilitätsstörungen

Von

H. KLOSTERHALFEN

Mit 5 Abbildungen

Die Frage zeugungsunfähiger Männer nach der Möglichkeit und den Chancen einer Refertilisierung wird in Unkenntnis der tatsächlichen Gegebenheiten vielfach falsch beantwortet. Die Gründe liegen einerseits darin, daß die wissenschaftliche Forschung sich nur zögernd mit der Fertilität des Mannes befaßte. Wo man den Gründen der Kinderlosigkeit nachging, war in erster Linie oder sogar ausschließlich die Frau Gegenstand der Untersuchung. Andererseits gibt es nur wenige Kliniken, die über größere Erfahrungen mit der operativen Wiederherstellung der männlichen Zeugungsfähigkeit verfügen (BAYLE, Paris; HANLEY, London). Daß die Chancen der operativen Wiederherstellung der Zeugungsfähigkeit im deutschsprachigen Raum allgemein ungünstig beurteilt werden, liegt auch daran, daß — wenn überhaupt — immer nur die Ergebnisse von Einzelfällen publiziert und dann verallgemeinert wurden.

Im Rahmen dieses Vortrages sollen nur diejenigen Krankheitsbilder abgehandelt werden, die eine direkte Beziehung zur Andrologie haben und die nach dem derzeitigen Stand unserer Kenntnisse für eine operative Korrektur in Frage kommen: die Verschlußaspermie, die Sterilisation und die Varicocele.

Verschlußaspermie

Diese Erkrankung stellt die zahlenmäßig stärkste Gruppe der drei genannten Erkrankungen. Ebenso, wie bei der im Folgenden zu besprechenden Sterilisation kommt den Bemühungen, die Zeugungsfähigkeit wieder herzustellen, die Tatsache entgegen, daß die Spermiogenese auch bei jahrelang bestehendem Verschluß der ableitenden Samenwege erhalten bleibt.

Ursachen einer Verschlußaspermie sind unspezifische und spezifische Entzündungen, Hypoplasien und Aplasien von Nebenhoden oder Ductus deferens und schließlich Verletzungsfolgen.

Aus der Kenntnis der Anamnese heraus ist bereits eine gewisse Vorhersage über die Indikationsstellung und auch über einen etwaigen Behandlungserfolg möglich. Patienten mit einer Aspermie und völlig leerer Anamnese haben — um das vorwegzunehmen — hinsichtlich der therapeutischen Möglichkeiten a priori weniger Chancen.

Bei der Erhebung des Lokalbefundes kann man natürlich sichere Angaben bezüglich Größe und Konsistenz sowie etwaiger Folgezustände abgelaufener Entzündungen an Hoden und Nebenhoden machen. Es ist aber nach unseren Erfahrungen z. B. nicht möglich, palpatorisch eine sichere Aussage über das Fehlen

oder das Vorhandensein des Ductus deferens zu machen. Wir haben bei mehreren
Fällen operativ Samenleiteraplasien gesichert, bei denen wir uns palpatorisch
offensichtlich getäuscht hatten.

Nun zur operativen Behandlung selbst: Der Verschluß nach einer spezifischen oder un-
spezifischen Entzündung liegt in der Regel im Gebiet des Nebenhodenschwanzes, während der
Nebenhodenkopf im allgemeinen durchgängig bleibt. Diese topographische Situation erlaubt
es, durch eine Umgehungsanastomose oder Ausschaltung des vernarbten Nebenhodenschwanzes die Voraussetzung zur Refertilisierung zu schaffen.

Nach unseren Erfahrungen sind die Chancen, bleibende Durchgängigkeit der neuen Verbindung zwischen Nebenhoden und Ductus deferens zu erzielen, dann am größten, wenn die

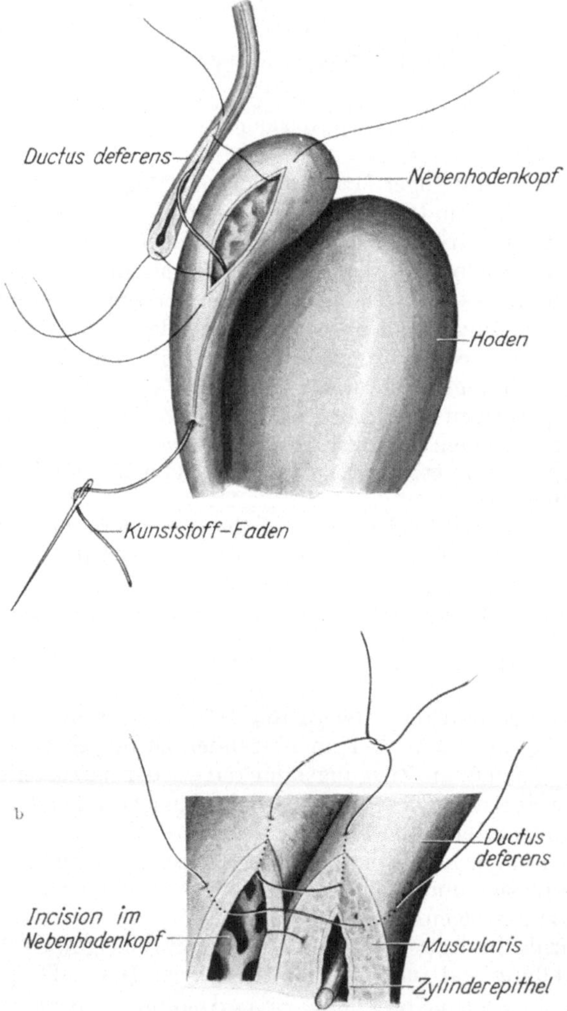

Abb. 1 a u. b. Epididymovasostomie

Anastomose möglichst $1^1/_2$—2 cm groß wird und die Anastomosennaht möglichst exakt ausgeführt wird. Als Nahtmaterial verwenden wir atraumatisches Chromcat Nr. 00000. Die Naht
faßt am Ductus deferens nur die äußere und die Muskelschicht, sie faßt die innere Schicht, ein
zweireihiges Cylinderepithel, nicht mit. Voraussetzung für eine solch peinlich exakte Naht ist der
Gebrauch einer Lupenbrille. Das erfordert zwar einige Übung, da man mit der Lupenbrille

nur in einer einzigen bestimmten Ebene scharfe Konturen sieht, aber der Vorteil der Brille hinsichtlich der Genauigkeit der Nadelführung ist unverkennbar. Die neue Verbindung wird mit der üblichen obligatorischen Kunststoff-Fadenschiene während der ersten 12 postoperativen Tage offen gehalten.

Vor der Anastomosennaht werden die peripheren Samenwege mit einem wasserlöslichen Kontrastmittel dargestellt. Damit wird gleichzeitig deren Durchgängigkeit geprüft. Von verschiedenen Autoren wird immer wieder vor der Epididymovasostomie eine röntgenologische Kontrastdarstellung der ableitenden Samenwege gefordert. Wir halten dieses Vorgehen für

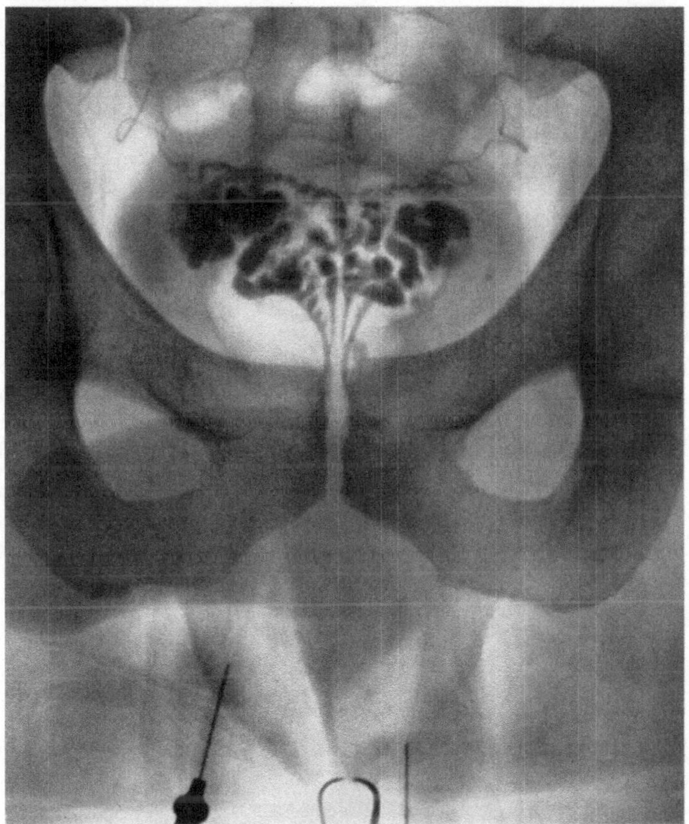

Abb. 2. Vesiculographie

falsch. Wir glauben, daß es nicht nur aus praktischen Erwägungen besser ist, die Durchgängigkeit erst während der Operation zu prüfen. Auch die Kontrastdarstellung bedarf der operativen Freilegung des Samenleiters. Außerdem wird beim Einstich in den Ductus deferens zur Injektion des Kontrastmittels eine Verletzung gesetzt, aus der eine Narbe resultiert, und diese Narbe kann in Anbetracht des geringen Kalibers des Ductus möglicherweise ihrerseits wieder zu einer Einengung des Lumens oder einem Verschluß führen. Wird die Durchgängigkeit des Vas deferens dagegen während des operativen Eingriffes geprüft, dann erfolgt die Injektion des Kontrastmittels in den angeschnittenen Ductus deferens — es wird also keine zusätzliche Verletzung gesetzt. Ergibt sich bei der Operation, daß die Samenleiter zu den Samenblasen nicht durchgängig sind, dann wird der Eingriff abgebrochen.

Vor Anlegen der Anastomose wird das aus dem incidierten Nebenhodenkopf abpipettierbare Material auf das Vorhandensein oder Nichtvorhandensein von Spermatozoen geprüft. Die Aussichten auf Wiederherstellung der Zeugungsfähigkeit sind um so größer, je mehr gut bewegliche Spermatozoen im Nebenhodenkopf gefunden werden. Sind in beiden Nebenhoden keine Spermien vorhanden, dann kann die vorgesehene Epididymovasostomie durch die direkte Implantation der Ductus deferentes in die Hoden ersetzt werden, ein Eingriff, der nach dem derzeitigen Stand der Erfahrung allgemein als aussichtslos angesehen wird. Als ebenso aussichtslos wird auch die breite Anastomosierung des Nebenhodenkopfes mit dem Hoden beurteilt.

Ergebnisse

Wir haben bisher 46 Männer in der Annahme einer Verschlußaspermie operiert. Von den 46 Patienten konnten 25 nachuntersucht werden. In 12 Fällen war anamnestisch keine Entzündung der Nebenhoden oder Samenleiter zu eruieren. In diesen 12 Fällen fand sich bei der Operation entweder eine Hypoplasie oder Aplasie von Nebenhoden bzw. Samenleiter. Dieser Befund ist insofern von besonderer Bedeutung, als sich aus ihm eine gewisse Abgrenzung der Indikation für die Epididymovasostomie ergibt: Eine Verschlußaspermie ist für die operative Behandlung im allgemeinen dann ungeeignet, wenn aus Anamnese und Lokalbefund nicht die vorausgegangene Epididymitis hervorgeht.

Aber auch diese Definition der Indikation, an die wir uns bis vor kurzem noch selbst gehalten haben, stimmt nicht mehr ganz: Wir haben in der letzten Zeit 2 Fälle operiert, die bei völlig leerer Anamnese doch operativ korrigierbar waren. Bei dem einen handelte es sich um eine fibromuskuläre Stenosierung beider Ductus deferentes unmittelbar an ihrem Übergang zum Nebenhodenschwanz. Bei dem anderen war die Situation so, daß auf der einen Seite ein normal ausgebildeter Ductus deferens sowie ein normal ausgebildeter Hoden, jedoch kein Nebenhoden vorhanden war, während auf der Gegenseite Nebenhoden und Hoden normal ausgebildet waren, der Ductus jedoch fehlte. Unter diesen seltenen Umständen ist dann die Indikation zu einer gekreuzten Plastik gegeben, bei welcher der Ductus deferens der einen Seite mit dem Nebenhodenkopf der Gegenseite anastomosiert wird.

Von 4 unserer operierten Patienten erhielten wir bisher die Nachricht, daß sie nach der Wiederherstellung der Zeugungsfähigkeit Vater geworden sind.

Sterilisation

Der Wunsch nach Refertilisierung eines im Zusammenhang mit den früheren Erbgesetzen sterilisierten Patienten wird erfahrungsgemäß nur noch selten ge-

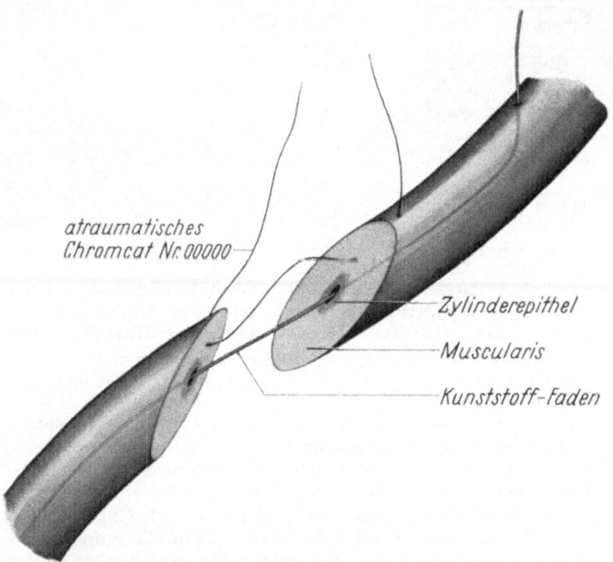

Abb. 3. Reanastomose nach Sterilisation

äußert. Das liegt vor allen Dingen daran, daß die betroffenen Männer sich heute in einem Alter befinden, in dem die Wiederherstellung der Zeugungsfähigkeit für sie uninteressant geworden ist.

Die immer mehr an Bedeutung gewinnende Geburtenkontrolle kann die bisher noch seltene Indikation jedoch schon in absehbarer Zeit ändern. Während in Europa der Wunsch eines Ehemannes, vorübergehend oder dauernd sterilisiert zu werden, eine Rarität darstellt, schätzt man die Zahl der auf Wunsch unfruchtbar gemachten Ehemänner in den Vereinigten Staaten auf jährlich 40000. Damit wird sich in Zukunft in verstärktem Maße die Notwendigkeit ergeben, sich mit der Refertilisierung solcher Männer zu befassen, die sich freiwillig sterilisieren ließen, später jedoch, z. B. beim Eingehen einer neuen Ehe, wieder zeugungsfähig werden wollen.

Die Chancen der Reanastomose der Ductus deferentes nach Vasektomie werden im allgemeinen höher eingeschätzt als diejenigen der Epididymovasostomie. Das ist insofern einleuchtend, als die Anastomose zwischen 2 gleichkalibrigen Samenleitersegmenten größere Aussichten auf bleibende Durchgängigkeit hat als eine doch zum Teil dem Zufall überlassene neue Verbindung zwischen dem Ductus deferens und dem im Verhältnis dazu dünnkalibrigen Ductus epididymidis.

Technik: Die Stelle, an der die Vasektomie durchgeführt wurde, wird freigelegt, die beiden verschlossenen Stümpfe des Ductus aufgesucht, angefrischt und die nun wieder offenen Segmente über einem Kunststoff-Faden End-zu-End vereinigt. Dabei kommt es weniger darauf an, daß die Schnittflächen schräg zueinander verlaufen, sondern, daß die Naht peinlich exakt angelegt wird: Wie bei der Epididymovasostomie soll die Zylinderepithelmanschette möglichst nicht mitgefaßt werden. Auch hier ist der Gebrauch der Lupenbrille zu empfehlen. Die Kunststoff-Schiene wird nach 14 Tagen gezogen. Wir haben bisher 2 Patienten wegen einer früher durchgeführten Sterilisation operiert. Die Nachuntersuchung ergab zwar die Durchgängigkeit der neuen Verbindung, jedoch eine Oligospermie.

Varicocele

Daß eine doppelseitige idiopathische Varicocele eine Oligospermie und damit Zeugungsunfähigkeit verursachen kann, ist seit langem bekannt, wird jedoch bei

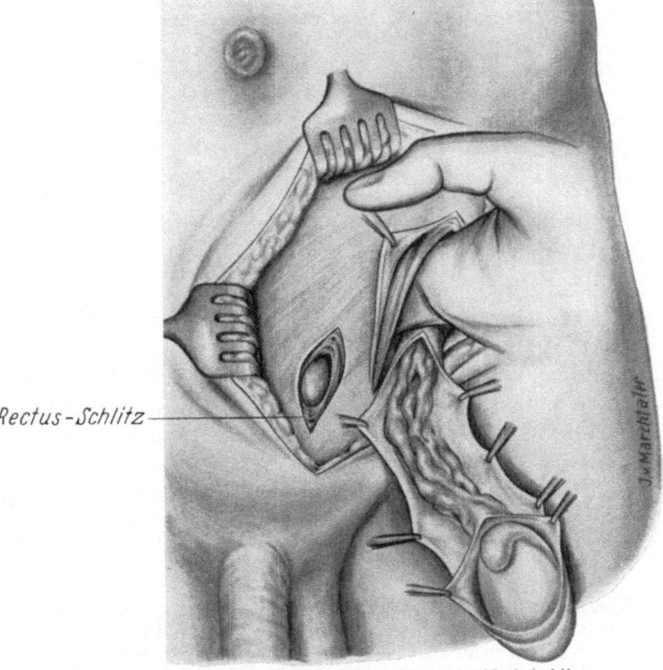

Abb. 4. Operation der Varicocele. Bildung des Muskelschlitzes

ratsuchenden kinderlosen Männern immer wieder übersehen. Die Tatsache, daß die idiopathische Varicocele ausnahmslos junge fortpflanzungsinteressierte Männer betrifft – jenseits des 40. Lebensjahres wird sie selten festgestellt –, unterstreicht die Bedeutung der Kenntnis dieser Zusammenhänge.

Die Zahl der miteinander konkurrierenden Operationsverfahren zeigt, daß sich bis heute keine der angegebenen Methoden als Verfahren der Wahl durchsetzen konnte.

Nach dem derzeitigen Stand der Erfahrung haben die Verfahren der Resektion der erweiterten Venenabschnitte keine Berechtigung mehr. Das Prinzip der operativen Behandlung der Varicocele besteht vielmehr darin. den venösen Rück-

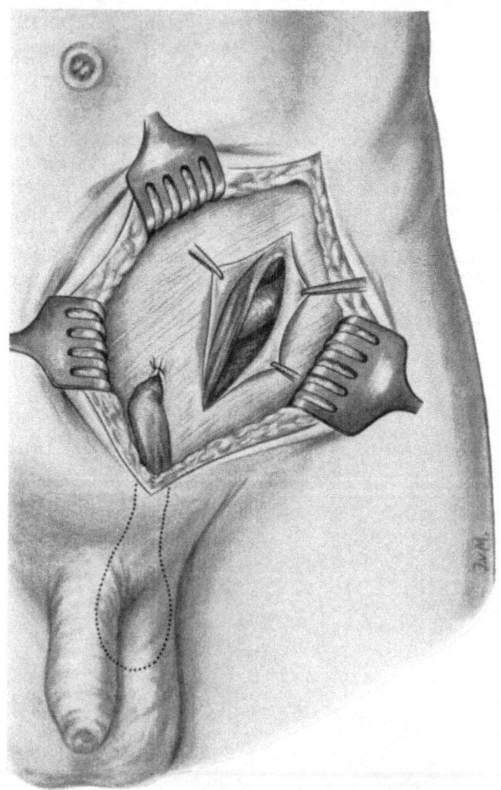

Abb. 5. Operation der Varicocele. Ansicht nach Rückverlegung des Hodens

fluß aus der klappenlosen Vena spermatica interna in die erweiterten Gefäßknäuel zu unterbinden. Dazu eignen sich 2 Methoden: Die hohe Unterbindung der Vena spermatica und die einfache Verlagerung des Samenstranges in einen Schlitz des Musculus rectus abdominis.

Technik zur hohen Unterbindung der Vena spermatica: Schnitt wie zur Leistenbruch-Operation. Eröffnung des Leistenkanals. Isolierung des Funiculus spermaticus. Präparation der Vena spermatica, die an möglichst hoher Stelle unterbunden und durchtrennt wird. Die beiden Venenstümpfe kann man dann zwecks Verkürzung des Funiculus wieder miteinander verknoten.

Technik der Verlagerung des Samenstrangs: Etwas näher zur Medianlinie verlaufender Inguinalschnitt. Eröffnung des Leistenkanals. Luxieren des Hodens aus dem Scrotalfach. Incision der hinteren und vorderen Rectusfascie und Bildung eines Muskelschlitzes. Der Hoden wird dann präperitoneal durch den Schlitz durchgezogen und wieder in sein Scrotalfach zurückverlagert. Der pathologische venöse Rückfluß wird von den Muskelfasern des Rectus abdominis blockiert, d. h. auf eine schonende und doch definitive Art. Die Verlagerung des Samenstrangs bewirkt ferner die von anderen Operationsverfahren erst mit Hilfe von freitransplantierten oder gestielten Fascienstreifen zu bewerkstelligende Suspension des tiefstehenden Hodens.

Ergebnisse

Wir haben in den letzten 2 Jahren 6 Patienten mit Varicocelen wegen Oligospermie operiert. Diese beschränkte Anzahl erklärt sich dadurch, daß im Zusammenhang mit dieser Thematik nur zeugungsunfähige Männer aufgeführt sind, für deren Infertilität die doppelseitige Varicocele angesehen wurde. Die Anzahl dieser Fälle kann naturgemäß nicht groß sein. Immerhin sind unter den operierten Patienten zwei Männer zu verzeichnen, die vor der Operation eine Oligospermie hatten, nach der Operation eine Normospermie aufwiesen und Vater wurden.

Zusammenfassung

Im Gegensatz zur weitverbreiteten Ansicht, an der Tatsache der männlichen Zeugungsunfähigkeit sei nichts zu ändern und sie müsse, wenn schon vorhanden, schicksalbedingt hingenommen werden, kommen wir aufgrund eigener Erfahrung zur Überzeugung, daß die Chancen der Refertilisierung größer sind als allgemein vermutet und angenommen. Voraussetzung einer erfolgreichen Tätigkeit auf dem Gebiet der Wiederherstellung der Zeugungsfähigkeit sind die enge Zusammenarbeit des Urologen mit dem diagnostisch erfahrenen Andrologen, eine minutiöse pedantische Technik (Lupenbrille), Geduld bei der Plastik sowie die richtige Indikationsstellung.

Die Erfolgsaussichten der operativen Behandlung der männlichen Sterilität können zwar nicht optimistisch betrachtet werden, doch sollte man gegebenenfalls immer, wenn der Kinderwunsch vorhanden ist, und nach unseren heutigen Erfahrungen die Voraussetzungen gegeben sind, zur Operation raten. Der Eingriff ist unbedenklich und für den Patienten ist in funktioneller Hinsicht nichts zu verlieren, sondern alles zu gewinnen.

Aus der Frauenklinik der Medizinischen Akademie Lübeck
(Direktor: Prof. Dr. W. v. Massenbach)

Der Beitrag des Gynäkologen bei der Behandlung der Subfertilität des Mannes*

Von

F. Oberheuser

Bei der ärztlichen Betreuung einer ungewollt kinderlosen Ehe muß die Suche nach Erkrankungen oder funktionellen Störungen, die dem Zustandekommen einer Schwangerschaft im Wege stehen können, beide Partner erfassen (Martius). Die Notwendigkeiten, die sich daraus ergeben können, betreffen oft ebenfalls Mann und Frau. Es ist deshalb sinnvoll, daß der Gynäkologe, der eine Patientin wegen Kinderwunsches betreut, gleichzeitig die Untersuchung und, falls erforderlich, auch die Behandlung des Ehemannes durch den Andrologen anstrebt. Umgekehrt

---

* Herrn Prof. Dr. Dr. h. c. Heinrich Martius zum 80. Geburtstag gewidmet.

kann der Gynäkologe bei der Subfertilität des Mannes die Bemühungen des Andrologen unterstützen. Ihm fallen dabei im wesentlichen drei Aufgaben zu:

1. Der indirekte Nachweis einer Fertilitätsstörung des Ehemannes.

2. Die Bestimmung des Konzeptionsoptimums bei der Ehefrau und die Regulierung etwaiger Empfängniserschwernisse.

3. In speziell gelagerten Fällen die Funktion eines Mittlers zwischen beiden Partnern durch Umgehung der Scheidenpassage.

Bei ungewollter Kinderlosigkeit eines Ehepaares sucht der Ehemann nur selten als erster einen Arzt zur Feststellung etwaiger Fertilitätsstörungen auf. Bei einer Potentia coeundi setzt er kaum Zweifel in seine Zeugungsfähigkeit. — Nur ein kleiner Teil von Ehepaaren konsultiert von sich aus gemeinsam einen Arzt oder konsultiert gleichzeitig einen Andro- oder Dermatologen und Gynäkologen. Meistens ist es die Frau, die als erste eine Klärung der Kinderlosigkeit herbeizuführen sucht und dabei die Ursachen bei sich selbst vermutet.

Im Rahmen der gynäkologischen Untersuchungen gibt dann der Postkoitaltest nach Huhner oft den ersten Hinweis auf eine Fertilitätsstörung des Mannes.

Beim Postkoitaltest werden Anwesenheit und Verhalten von Spermien in der Vagina und im Cervicalkanal einige Stunden nach der Kohabitation überprüft. Es erleichtert die Beurteilung, diese Untersuchungen stets nach gleicher Zeitspanne vorzunehmen und diese nicht dem Zufall zu überlassen. An der Hamburger Universitäts-Frauenklinik[1] erfolgt die Untersuchung 3—4 Std nach der Kohabitation. Eine vorherige sexuelle Karenz von 8 Tagen wird dringend empfohlen, Scheidenspülungen werden untersagt. Der Patientin wird eine $^1/_2$ bis 1 stündige Bettruhe nach der Kohabitation nahegelegt.

Der Nachweis von einer großen Zahl propulsiv beweglicher Spermien im Cervixsekret kann als wesentliche Voraussetzung für eine eventuelle Imprägnation gewertet werden. Die Aussagefähigkeit des Spermiogramms ist jedoch weitgehender. So kann dieses trotz eines positiven Penetrationstestes auf eine Fertilitätseinschränkung hinweisen. Die Prognose ist in diesen Fällen als günstig anzusehen (Leeb).

Finden sich im Cervixsekret keine oder nur wenige Spermien, so ist zu einer weiteren Klärung das Spermiogramm unerläßlich. Der Postkoitaltest gibt nämlich keine Auskunft darüber, ob das Cervixsekret aufgrund eines gestörten Cervixfaktors die Penetration der Spermien verhindert oder erschwert, oder ob die Ursache im Sperma selbst zu suchen ist.

Das Fehlen von Spermien in der Sekretprobe, die aus dem hinteren Scheidengewölbe entnommen wird, läßt, wenn das Ejaculat bei der Kohabitation wirklich regelrecht deponiert wurde, am ehesten an eine Fertilitätsstörung des Mannes denken.

Unbewegliche Spermien im hinteren Scheidengewölbe können Ausdruck einer Motilitätsstörung sein. Genauso ist es aber denkbar, daß das saure Scheidenmilieu hierfür verantwortlich zu machen ist. Dabei würde es sich um ein physiologisches Geschehen handeln. Diese Deutung liegt besonders dann nahe, wenn sich gleichzeitig im Cervixsekret reichlich bewegliche Spermien finden.

Wenngleich der Postkoitaltest somit einige Rückschlüsse auf die Fertilität des Mannes zuläßt, sollte man doch stets das ergänzende Spermiogramm anstreben. In der Praxis ist der Postkoitaltest sogar ein günstiger Anlaß, den Ehemann zu einer Untersuchung zu veranlassen. Bei negativem Huhner-Test, bei dem also keine beweglichen Spermien im Cervixsekret gefunden wurden, sieht er in dem anschließenden Spermiogramm die Möglichkeit, seine angezweifelte Fertilität unter Beweis zu stellen.

Der Postkoitaltest ist allerdings nur dann verwertbar, wenn er zu dem Zeitpunkt der Ovulation durchgeführt wird (Elert, Leeb). Zu diesem Zeitpunkt ist das Cervixsekret für die Penetration geeignet, in jeder anderen Phase des Cyclus schon physiologischerweise ein nur schwer zu überwindendes Hindernis.

Eine möglichst genaue Bestimmung des Ovulationstermins bei der Partnerin, die eingangs als zweiter Beitrag des Gynäkologen zur Fertilitätsbehandlung des Mannes aufgezählt wurde, sollte jedoch nicht nur im Hinblick auf den zeitlich

---

[1] Verf. bezieht sich auf seine frühere Tätigkeit in der Sterilitätsberatung der Universitäts-Frauenklinik Hamburg-Eppendorf (Direktor: Prof. Dr. G. Schubert†).

günstig angesetzten Postkoitaltest erfolgen. Die Kenntnis des Ovulationstermins ist für das Abstimmen der Kohabitation auf die Anwesenheit einer befruchtungsfähigen Eizelle von größter Wichtigkeit, da die Eizelle nach unserem derzeitigen Wissen nur 6—12 Std nach dem Follikelsprung befruchtungsfähig bleibt, die Spermien etwa 36 Std.

Leicht anwendbare Methoden zur Bestimmung des Ovulationstermins sind die Basaltemperaturmessungen, die Kontrolle des Cervixsekrets und die Vaginal-Cytologie:

Bei biphasischem Basaltemperaturkurvenverlauf gibt die hypertherme Phase an, daß die Ovulation bereits erfolgt ist. Das Konzeptionsoptimum ist zwei Tage vor dem Temperaturanstieg anzunehmen. Ein besonders niedriger Meßwert am Tage der Ovulation ist nicht generell zu erwarten. Die Festlegung des günstigsten Kohabitationstermines kann somit nur aufgrund des Basaltemperaturkurvenverlaufs möglichst zahlreicher vorangehender Cyclen erfolgen.

Das Cervixsekret erfährt in den Tagen um den Follikelsprung eine Volumenzunahme bei gleichzeitiger Verminderung der Viscosität und hängt dann als klarer, dünnflüssiger Tropfen in die Vagina hinein. Diese durch den präovulatorischen Anstieg der Östrogenproduktion ausgelöste Viscositätsabnahme erleichtert den Spermien die Penetration. Sie läßt sich am Phänomen der „Spinnbarkeit" erkennen. Aspiriert man das Cervixsekret zum Zeitpunkt der Ovulation, so läßt es sich zu einem 8—10 cm langen Faden ausziehen. Während des restlichen Cyclus ist das Cervixsekret von zäher Beschaffenheit und reißt beim Versuch des „Spinnens" ab.

Eine weitere funktionelle Veränderung des Cervixsekretes, die unmittelbar präovulatorisch zur Ausbildung kommt und deshalb ebenfalls zur Bestimmung des Ovulationstermines herangezogen werden kann, ist das „Farnkraut-Phänomen" des auf einem Objektträger eingetrockneten Sekretes. Darunter versteht man die Ausbildung von farnkrautähnlichen Kristallisationen, die in der Hauptsache aus Kochsalz bestehen. Sie stehen zu der jeweiligen Eiweißzusammensetzung und zu dem cyclisch schwankenden Gehalt des Cervixsekretes an Polysacchariden in Beziehung (OEHLERT). Postovulatorisch kommt es statt der Bildung von feinen Nadeln zu einem schollenförmigen Eintrocknen.

Im Cyclussmear lassen die Superficialzellen des Scheidenepithels ebenfalls Rückschlüsse auf den Ovulationstermin zu.

Basaltemperaturmessung, Cervixsekretbeurteilung und Cytologie sollten gleichzeitig angewandt werden, da bei allen Methoden die jeweils typischen Veränderungen den Ovulationstermin nicht auf den Tag genau erkennen lassen. Durch die Überprüfung mehrerer Kriterien wird die Genauigkeit in der Bestimmung des Konzeptionsoptimums erhöht.

Die Unsicherheit in der zeitlichen Bestimmung des Follikelsprungs durch wiederholte Kohabitationen an aufeinanderfolgenden Tagen auszugleichen, ist keinesfalls sinnvoll. Die Qualität des Spermas dürfte sich hierdurch, zumindest bei einer Fertilitätsstörung des Mannes, kaum verbessern.

Bei der Fertilitätsstörung des Mannes kommt es deshalb ganz besonders darauf an, das cyclische Geschehen der Ehefrau zu stabilisieren. Das gilt besonders für Frauen mit leichter Ovarialinsuffizienz, bei denen zwar Blutungen in mehr oder weniger regelmäßigen Abständen erfolgen, eine vorherige Ovulation aber unterbleibt oder aber, nicht voraussehbar, mal am 13. oder 14., mal am 18., 20. oder gar 23. Cyclustag und später erfolgt.

Eine gezielte Ovulationsauslösung ließe alle Schwierigkeiten der Ovulationsterminbestimmung umgehen. An entsprechenden Versuchen hat es nicht gefehlt: Die intravenöse Injektion hoher Oestrogendosen in Form von Oestronsulfat z. B. erwies sich als sehr unzuverlässig. Einige Autoren sahen anschließend Ovulationen (KUPPERMANN). Ebenso wie BICKENBACH und POTS konnten wir diese günstigen Beobachtungen nicht bestätigen.

Mit niedrigen Gestagendosen gelingt es nach ROTHE und NAPP hingegen zuweilen, aber keinesfalls mit der gewünschten Zuverlässigkeit, einen Eisprung zu erzielen.

Ob die gezielte Ovulationsauslösung mit hypophysärem Humangonadotropin, wie sie von BETTENDORF und GEMZELL zur Behandlung der hypogonadotropen Form der Amenorrhoe angegeben wird, bei diesen leichten Störungen vertret- und anwendbar werden wird, ist noch nicht abzusehen. Sicherlich bestehen Schwierigkeiten in der Beschaffung ausreichender Substanzmengen und in der Dosierung.

Eine andere, nicht seltene funktionelle Störung der Frau, die sich bei nicht vollwertigem Sperma besonders stark auswirken kann, ist der gestörte Cervixfaktor. Eine fehlende Viscositätsabnahme am Ovulationstermin kann durch Substitution mit Östrogenen ausgeglichen werden.

Bei einer Keimbesiedlung des Cervixsekretes, die ebenfalls eine erhebliche Konzeptionsschwierigkeit darstellt, hat sich als Therapie der Wahl die lokale Behandlung mit einem Antibioticum herausgestellt.

Bei der Behandlung der kinderlosen Ehe beschränken sich die Aufgaben des Gynäkologen natürlich nicht nur auf Nachweis und möglicherweise Behandlung der eben erwähnten funktionellen Störungen. Die Diagnose und Therapie muß selbstverständlich alle anderen Konzeptionserschwernisse und -hindernisse im Bereich des weiblichen Genitale erfassen. Im Rahmen der Behandlung der Subfertilität des Mannes muß die Überprüfung und Regulierung der Ovarial- und Cervixfunktion der Ehefrau jedoch als besonders wichtig herausgestellt werden, weil hier schon geringe Abweichungen vom Optimum die Konzeptionschance besonders nachteilig beeinträchtigen.

Eine vermittelnde Funktion des Gynäkologen zwischen den Ehepartnern, die als letztes angesprochen werden soll, scheint bei der Oligospermie angebracht. Dabei erspart der Gynäkologe, gewissermaßen als Erfüllungsgehilfe des Ehepaares, den Spermien den Weg durch die Vagina.

Nach neueren Beobachtungen von Hartmann kommt es bei der Kohabitation, insbesondere beim Orgasmus, zu Kontraktionen, die den cervikalen Schleimpfropf zunächst in die Vagina pressen, diesen später jedoch zungenförmig zurückschnellen lassen. Hierdurch erfolgt eine Aufnahme der Spermien, die somit nicht nur kraft ihrer Eigenbewegung in den Cervikalkanal gelangen. Die bei diesem Geschehen schwer ausschaltbaren Zufälligkeiten können jedoch zur Deponierung des Ejakulats in der Vagina führen. Hier lebt der weitaus größte Teil der Spermien nicht länger als $1-1^1/_2$ Std, und nur ein kleiner Teil erreicht die Cervixhöhle. Die hohe Verlustrate fällt hier beim Oligospermiker besonders ins Gewicht. Wir instillieren deshalb mit einer Knopfsonde, der ein Kunststoffkatheter aufgesetzt ist, $^1/_2$ bis 1 cm³ des in einem sterilen Glas aufgefangenen Ejaculates des Ehemannes intracervical. Das restliche Sperma wird in eine Portiokappe gefüllt, die über die Portio gestülpt wird. So einleuchtend dieses Vorgehen, das von Schubert und Heuer zur lokalen Entzündungsbehandlung angegeben wurde, auch sein mag, so schwer ist sein wirklicher Nutzen abzuschätzen. Bei 4 von 14 Ehepaaren, bei denen an der Hamburger Universitäts-Frauenklinik wegen einer Oligospermie des Ehemannes auf Empfehlung der Dermatologischen Klinik (Kimmig u. Schirren) mindestens zweimal entsprechend verfahren wurde, kam es zu einer Gravidität. Döring sah nach dem Legen einer Portiokappe bei Oligospermie in 11 Fällen 5 Graviditäten. Auch aus dem amerikanischen Schrifttum ist ersichtlich, daß bei vergleichbarer Indikationsstellung die Chance keinesfalls zu optimistisch beurteilt werden darf.

Aus der vorstehenden kurzen Betrachtung ergibt sich, daß bei der ärztlichen Betreuung ungewollt kinderloser Ehen stets eine enge Zusammenarbeit zwischen Gynäkologen und Andrologen bestehen sollte. Der rechtzeitige Nachweis von Fertilitätsstörungen des Ehemannes, auf die in 20—40% die Kinderlosigkeit in sterilen Ehen zurückgeführt werden muß, kann die Frauen vor unnützen Eingriffen bewahren. Die Fertilität des Mannes sollte kontrolliert werden, bevor bei der Ehefrau eingreifende Untersuchungen, wie z. B. die Pertubation oder die Hysterosalpingographie, zur Durchführung gelangen. — Bei nachgewiesenen Fertilitätsstörungen kann der Gynäkologe zu den Bemühungen beitragen, den Kinderwunsch in Erfüllung gehen zu lassen.

Zusammenfassung

Der Gynäkologe kann wesentlich zur Erkennung und Behandlung der männlichen Subfertilität beitragen. Oft gibt der Postkoitaltest den ersten Hinweis auf eine Fertilitätsstörung des bis dahin noch nicht untersuchten Mannes. In diesen Fällen bedeutet die Bestimmung des Konzeptionsoptimums bei der Ehefrau und die Regulierung etwaiger funktioneller Störungen eine Verbesserung der Konzeptionschance. Bei einer hochgradigen Oligospermie kann es sich als notwendig erweisen, dem Sperma die Scheidenpassage zu ersparen.

Literatur

Bettendorf, G., u. M. Breckwoldt: Arch. Gynäk. **199**, 423 (1964).
Bickenbach, W.: Vortr. Hamb. Geburtshülfl. Ges. 14. 12. 1962 Hamburg.
Döring, G. K.: Beitr. Fertil. u. Steril. **4**, 32 (1964).
Elert, R.: Beitr. Fertil. u. Steril. **4**, 122 (1964).
Gemzell, C. A., E. Diczfalusy, and K. G. Tillinger: Ciba Coll. Endocr. **13**, 191 (1961).
— The induction of ovulation in the human by human pituitary gonadotrophin. In: Control of ovulation (Hrsg. C. A. Villee): 192. Oxford: Pergamon Press 1961.
Heuer, D.: Vortr. Hamb. Geburtshülfl. Ges. Dez. 1959, Hamburg.
Hartmann, C. G.: Fertil. and Steril. **8**, 403 (1957).
Huhner, M.: Sexual Disorders. 2nd Edition. Philadelphia: Davis 1943.
Kuppermann, H. S., J. A. Epstein, M. H. G. Blatt, and A. Stone: Fertil. and Steril. **9**, 26 (1958).
Leeb, H.: Beitr. Fertil. u. Steril. **2**, 31 (1960).
— Beitr. Fertil. u. Steril. **4**, 5 (1964).
Martius, H.: Lehrbuch der Gynäkologie. Stuttgart: Georg Thieme Verlag 1953.
Oberheuser, F.: Med. Welt **1964**, 2348.
Oehlert, G.: Geburtsh. u. Frauenheilk. **20**, 123 (1960).
Pots, P.: Geburtsh. u. Frauenheilk. **20**, 851 (1960).
Rothe, A., u. J. H. Napp: Orale Gestagene in der Therapie hormonaler Störungen. Vortr. 53. Tag. der Nordwestdtsch. Ges. f. Gynäk., Kiel 1957.
Schubert, G., u. K. Thomsen: Zur Beseitigung spermatocider Cervix-Bakterien. Proc. III. World Congr. Fertily and Sterility 677 (1961).

Aussprache

Herr Heuer (Hamburg):

Ich habe seit 1959 bis vor einigen Jahren an der hiesigen Frauenklinik ständig die Portiokappe bei Oligospermiepatienten durchgeführt. Aus der letzten Zeit sind mir 4 Fälle in Erinnerung, von denen 2 wegen einer hochgradigen Oligospermie mit der kombinierten Hormonkur von Herrn Schirren behandelt wurden. Im einen Falle lag eine Oligospermie mit 29 Millionen Sperm./cm³ vor, im anderen Falle eine Oligospermie von 3 Millionen Sperm./cm³. Die Spermiogramme konnten durch die Behandlung gebessert werden. Die Portiokappe wurde in jeweils beiden Fällen in jeweils 5 Cyclen angelegt und führte in einem Fall zur Geburt eines gesunden Kindes, im anderen Falle ist die Frau z. Z. in mens VI. schwanger. Ich halte die Portiokappe als Beitrag des Gynäkologen zur Subfertilität des Mannes bei Kinderlosigkeit in der Ehe für ein außerordentlich wichtiges Vorgehen, auf das ich in der Praxis nicht verzichten möchte.

Aus der Psychiatrischen und Nerven-Klinik der Universität Hamburg
(Direktor: Prof. Dr. H. Bürger-Prinz)

Sexualpsychologische Aspekte der Rolle des Mannes

Von

H. Giese

Im Zusammenhang der Frage nach der Zeugungsfähigkeit des Mannes ,,und allen damit zusammenhängenden Störungen'' sollen nun auch die sexualpsychologischen Aspekte zum Wort kommen. Natürlich nicht die Gesamtheit der Aspekte, sondern nur einige prinzipielle Gesichtspunkte, die für Sie im Einzelfall von Interesse sein können. Wer von Berufs wegen speziell die körperlichen Bedingungen des Menschen im Auge haben muß, muß besonders wachsam sein für die psychischen Ausdrucksformen jener Körperlichkeit, schließlich auch für das Psychische, das sich in eigenartiger Loslösung vom Körperlichen — niemals aber ohne körperlichen Bezug — ausdrücken kann. Denn da, wo sich Psychisches präsentiert, ist dieses jedenfalls mit in den Blick zu nehmen, es darf nicht übersehen werden. Unter Umständen sind andere als körperliche Behandlungsmethoden erforderlich oder auch nur nützlich. Zum Beispiel den Fall einer Erwartungsangst mit Versagen der Erektion. Da ist nicht nur Testosteron oder ein Aphrodisiacum zu rezeptieren. Das Gleiche gilt, wie sich versteht, für den reinen Psychologen bzw. Tiefenpsychologen oder den nur psychologisch arbeitenden Psychiater (den es leider auch gibt). Diesem wäre das Gegenteil in Erinnerung zu rufen, das Denken an die körperlichen Bedingungen. Die Anwesenden wissen, wie töricht es ist, einem alternden Witwer, der im Gefolge einer Wiederverehelichung seine nachlassende Potenz bemerkt, nichts weiter als autogenes Training zu verordnen.

Genug der einleitenden Worte, es soll also vom sexualpsychologischen Aspekt die Rede sein. Da fällt mir in Ihrer Gesellschaft der Satz ein: Pater semper incertus. Das scheint eine Banalität zu sein, die wir zu belächeln pflegen. Kurz gesagt, die Tatsache, daß gewöhnlich niemand dabei zu sein pflegt, wo Kinder gezeugt werden, daß an den Environs des Vergnügens, das im sexuellen Umgang enthalten ist, auch mehrere Männer beteiligt sein können usw. Eine, wie mir scheint, sehr deutsch-juristische Ansicht von den Dingen, die nur in den Ausnahmen mit hundertprozentiger Sicherheit zu erkennen sind. Nicht umsonst verweist unsere Sprache auf einen Zusammenhang zwischen Zeugen, Zeugnis — und vor allem: — Zeuge. Denken Sie an den Zeugen im Indizienprozeß. Im wesentlichen geht es bei dem einfachen Satz um den Faktor der *Unsicherheit*. Dieser Faktor will aber nicht nur belächelt, sondern genau genommen werden. Er tritt, wohlgemerkt, ausdrücklich im Zusammenhang der *männlichen* Sexualität in Erscheinung. Was hat das zu bedeuten? Welcher sexualpsychologische Aspekt zeigt sich da?

Zunächst (erstens) besorgt die männliche Sexualität den Sachverhalt der Insemination. Anders als die Frau ist der Mann so gut wie jederzeit zeugungsfähig. Der Vorgang ist beim Menschen weder an jahreszeitliche Rhythmen vom Stil der Brunst gebunden, noch mit besonderen natürlichen Konsequenzen, wie etwa vom Stil der Brutpflege, vergesellschaftet. Der Mann kann jederzeit an jedem Ort in sehr beliebiger Weise inseminieren, er ist in seiner Wahl nur gebunden an die Tatsache der Heterosexualität, also an die Tatsache, das richtige — nämlich andere — Geschlecht anzutreffen, um zur Arterhaltung beitragen zu können. Denken Sie an die Spur der Kinder, die von einrückenden Truppen in jedem Lande und zu jeder Zeit parallel zu den kriegerischen Ereignissen hinterlassen wird; denken Sie aber auch an die Kehrseite der Abtreibungen in diesem Zusammenhang. Bei der männlichen Sexualität geht die Insemination so gut wie immer — anders als bei der Frau — mit dem Orgasmus einher, d. h. mit einem charakteristischen affektiven Lustgefühl. Das Erreichen des Orgasmus ist ein Triebziel, dessen Steuerung, unter Umständen Unterlassung, eine spürbare Anstrengung bereitet, und zwar um so spürbarer, je jünger der geschlechtsreife Mann noch ist. Nichts weiter als kulturelle Hilfen werden dem Mann zur Verfügung gestellt — z. B. vom Stil der Sexualerziehung in Elternhaus und Schule, der sozialen Tabus, des gesellschaftlichen Comme-il-faut, der rechtlichen Gesetze usw. —, um sich situationsangepaßt sexuell zu verhalten, d. h. letzten Endes, um dem erzeugten Kind wenigstens den Namen des Erzeugers zu geben, d. h. das Zeugen auch zu bezeugen.

In dieser auf die ganz natürlichen Bedingungen eingestellten Sicht tritt eine eminente *Beliebigkeit* männlichen Sexualverhaltens zutage, eine mögliche Manipulierbarkeit von Fertilität, die geradezu erschrecken muß. Als äußerste Konsequenz derartiger Manipulierbarkeit erscheinen Promiskuität vom Stil der „Führer-Kinder" bis hin zur artefiziellen Insemination, welche den großartigen Satz der M. Mead bestätigen: Die Rolle des Mannes sei schließlich überflüssig. In *diesem*

Zusammenhang, egal ob mit einem positiven oder negativen Wertakzent behaftet, ist die Nützlichkeit von Mitteln der Geburtenregelung zu diskutieren, die jedenfalls die Koppelung der Potentia generandi mit der Potentia coeundi des Mannes zu trennen vermögen. Anders ausgedrückt: Die Unsicherheit der männlichen Leistung für den Dienst der Arterhaltung zeigt sich hier darin, daß es geboten ist, den Faktor des Vergnügens, den Sexualität auf natürlichem Weg für den Mann bereitet, herauszudestillieren und quasi zu befreien vom Vorgang der Zeugung. Situationsgerechtes Verhalten, d. h. einerseits seinen Trieb zu stillen und andererseits auf Nachwuchs *überwiegend häufig* zu verzichten, stellt eine Anstrengung dar, die Qualifizierung verlangt. Qualifizierung ist aber etwas, das wesensgemäß seltener als das Gegenteil ist. Und dies erst recht in einer Zeit, in der sich überall Nivellierung und Durchschnittlichkeit ausbreitet.

Zweitens enthält der Satz pater semper incertus aber den Begriff „Pater". Er weist auf einen wichtigen psychologischen Unterschied zwischen „Erzeuger" einerseits und „Vater" andererseits. Der Erzeuger eines Kindes ist noch lange kein Vater — anders als die Mutter, die immer zugleich Empfangende, Gebärende und Mutter ist. Der Mann gibt seinem Kind kraft Gesetz seinen Namen. Häufig genug ist das alles. Die Zuwendung zum eigenen Kind stellt nämlich eine Willensleistung besonderer und exquisit kultureller Art dar, die in der gleichen Weise „Adoption" präsentiert, wie gegenüber dem fremdgezeugten Kind. Das hat MICHEL vor Jahren treffend formuliert. Das Vatersein ist jedenfalls mit einem Akt der Adoption verbunden, hier natürlich psychologisch verstanden. Ausbleibendes Vatersein, d. h. das Fehlen der Übernahme dieser inneren Haltung dem Kind gegenüber, braucht sich nicht allein (wenn gleich so zumeist) in simplen Erziehungsfehlern auszudrücken, sondern kann auch mit Haltungsfehlern einhergehen oder darin münden, die in das sexuelle Verhalten eingehen. Manche Stilbildungen von heterosexuellem Don Juanismus lassen im Hintergrund derartiges erkennen, ferner manche funktionelle Störungen hinsichtlich Erektion und Befriedigung. Es gibt auch Vaterhaltungen, die sich entwickelt haben, ohne daß eine Vater-Kind-Beziehung existiert, und die wiederum auf anderen Wegen die sexuelle Haltung beeinflussen und möglicherweise beeinträchtigen, sei es im Bereich des Erlebens oder der Funktion. Ich denke an sterile Beziehungen von Dauer, wo ersatzweise Vaterhaltungen auftauchen und sonderbare Formen annehmen können: etwa dem Partner gegenüber oder zu Tieren, zum Beruf.

In dieser Sicht erkennt man jedenfalls die Unsicherheit der männlichen Sexualität auf einer quasi höheren Ebene. Die Leistung der männlichen Sexualität erschöpft sich mit dem auch bewußten und gewollten Zeugen eben nicht. Es kommt auf die Entwicklung weiterer und differenzierter Haltungen an, die wesensgemäß „innere" Haltungen sind. Die willkürliche Übernahme „von außen" kann den Weg zum Innen dieser Art freilich vorbereiten, nicht aber ersetzen. Die Rede vom „Innen" macht deutlich, daß es hier zwar um eine durchschnittliche Aussage, aber um die Anforderung von Individualität und Originalität geht, um den Erwerb von „Lebensgeschichte" familiärer Art, um die Entwicklung eines immer besonderen Zuhause, das eigene Kategorien verlangt.

Damit öffnet sich bereits etwas Drittes, das der ursprünglich mit Humor tradierte Satz, nun ernsthaft bedacht, zur Sprache bringt. Der Mann ist unsicher nicht nur als Erzeuger und als Vater, sondern auch in seiner Rolle als Gefährte der Frau gegenüber, mit der er ein Zuhause entwickelt. Die Frau ist anders als der Mann — ein simpler, aber äußerst denkwürdiger Sachverhalt. Das andere Geschlecht ist wesensgemäß fremd, ebenso wie ein fremder Erdteil oder eine fremde Wohnung. Das andere Geschlecht unterliegt anderen Bedingungen, hat ein anderes äußeres und inneres Genitalsystem, andere Reaktionen, ja schließlich sogar eine andersartige Logik. Das andere Geschlecht, auf das hin ein elementarer Trieb normalerweise verweist, ist nicht ebenso elementar für den Menschen nur einfach da und zum „Mitmachen" in der Lage. Es will erst in Erfahrung gebracht werden. Der Weg dieses In-Erfahrung-bringens ist einem Weg in die Fremde vergleichbar. Über die reguläre Form dieses Weges will ich hier nicht sprechen, sondern nur über ein sehr charakteristisches Risiko, das zumeist als „Störung" oder gar „Impotenz" verkannt wird, in Wirklichkeit aber mit jener primären Fremdheit zusammenhängt, die *niemals ganz* überwindbar ist. Ich meine den normalpsychologischen Sachverhalt anfänglicher Funktionsschwierigkeiten des Mannes im heterosexuellen Vollzug vom Stil der Ejaculatio praecox bzw. ante portas. Es handelt sich hier um ein Risiko, das jeder Mann kennen müßte, wenngleich von sehr verschiedener Ausgestaltung. Prinzipiell geht es um die Unsicherheit gegenüber dem anderen Geschlecht als einem fremden Geschlecht. Vertrauen entsteht erst im Verlauf von etwas. Treue als ein Faktor verantwortlichen Zusammenlebens zur Sicherung der Beziehung, setzt eine Geschichte geradezu voraus. Das ist ein Erwerb und keine Anlage, Kultur und nicht Natur. Die sexuelle Funktion des Mannes ist aber auf solchen Erwerb, auf solche Art von Kultur, besonders angewiesen, um sich optimal entfalten zu können. Da braucht man nicht nur an die Kohabitationskurven zu denken, auf die VAN DE VELDE besonders hingewiesen hat — welche freilich besonders eindrucksvoll die natürlichen Anfangsschwierigkeiten für Mann und Frau vor Augen führen. Sondern man kann sich erinnern an das Dilemma, das entsteht, wenn Liebe empfunden wird und zärtliche Gesten mobilisiert, selbstverständlich mit dem Ziel, dem Partner Freude zu verschaffen, und wenn gerade dann die Funktion des Sexuellen versagt. Das Versagen ist in der Regel hier dann ein Ausdruck für das noch nicht tragfähig entwickelte Sagen, für das Gespräch, den Umgang miteinander, das noch ausgebliebene Vertrauen gegenüber an sich erschreckender Fremdheit. Man hat Angst in der Fremde, und die äußere Haltung der Sicherheit bzw. des „Eroberers" ist nichts anderes als ein Schwimmgürtel, der nur Chancen, aber nicht Garantien gewährt.

Ich wollte Ihnen hier nur ganz skizzenhaft einige sexualpsychologische Gesichtspunkte vortragen, die zu weiterem Nachdenken anregen sollen. Glücklicherweise haben Sie gewiß von mir kein Einheitsrezept für die Behandlung der Impotentia coeundi erwartet, welche in der Klammer meines Vortragsthemas steht. Denn so etwas gibt es natürlich nicht. Der Mensch in seiner Sexualität kann nur als Einzelfall angenommen und verstanden werden. Schließlich muß er sich selbst so verstehen bzw. zu verstehen lernen. Es kommt sehr oft darauf an, ihm zu einem solchen Selbstverständnis zu verhelfen. Das kann jeder praktizierende Arzt, der Einfälle hat. Die Tatsache jedenfalls, daß jeder Mann einen Penis hat, sagt ganz gewiß noch nichts Differenziertes aus über die sexuelle Haltung im Einzelfall. Sie kann abnorm und trotzdem gesund, normal und trotzdem krank sein.

Aus der Universitäts-Hautklinik Bonn
(Direktor: Prof. Dr. A. Leinbrock)

Fragen der Adoption

Von

R. Doepfmer

Die Adoption bildet bei einer sterilen Ehe oder vielfach bei einer Subfertilität beider Ehepartner den letzten therapeutischen Ausweg. Zugleich ist die Adoption

die beste sozial-fürsorgerische Maßnahme und für Waisenkinder, viele uneheliche und Ehebruchskinder, die entscheidendste Hilfe. Auch sind Kindesannahmen für die spätere Entwicklung der Kinder mit einem geringeren Risiko als mit
dem eigener Kinder belastet.

Nach den katamnestischen Untersuchungen von SCHIRREN, KIESSLING, NIER-
MANN und HELLINGA sowie eigenen Untersuchungen sind die Behandlungserfolge
bei vielen Störungen der männlichen Fertilität bis heute keineswegs befriedigend.
Ferner kennen wir die Odyssee zahlreicher Patienten, die viele in- und ausländische
Andrologen ohne Erfolg aufsuchten. BALINT schreibt in seinem bekannten Buch:
„Der Arzt, sein Patient und seine Krankheit": Wir sollten in der Regel nicht dem
Patienten mitteilen „Wir kennen keine Therapie". Von dieser ärztlich-psycholo-
gischen Grundregel müssen wir gerade in der andrologischen Sprechstunde häufig
abweichen. Wir dürfen nach Ausschöpfung aller diagnostischer Maßnahmen diese
Patienten nicht — wie es häufig geschieht — vertrösten oder indifferente Mittel
verordnen, da dadurch auf die Dauer gesehen oft verzweifeltere Situationen und
schwerere eheliche Auseinandersetzungen als durch eine rückhaltlose Aufklärung
zu befürchten sind.

In diesen Fällen erwachst dem Andrologen eine wichtige Aufgabe, bei der er in
mehrmaligen Beratungen die Gegenanzeigen der heterologen Spermienübertragung
sowie das Für und Wider der Adoption bespricht, zumal sich begreiflicherweise
zunächst die häufig gesunde Ehefrau gegen eine Adoption ausspricht. Im allgemeinen ermuntern wir bei infausten Prognosen die Ehepartner zu einer Adoption
nicht vor Ablauf von 2 Jahren Ehedauer. Die Einhaltung dieser Zeitspanne ist
allerdings meist deswegen nicht gegeben, weil sich der Ehemann nach unseren
Untersuchungen im Durchschnitt erst nach 6 Jahren zum ersten Male andrologisch
untersuchen läßt.

Die wiederholte Exploration ist auch deswegen wünschenswert, weil sich die
Ehepartner dem Arzt gegenüber oft aufgeschlossener verhalten als gegenüber
Fürsorgerinnen und weil wir ärztlicherseits unter bestimmten Voraussetzungen
das Wohl und den Schutz des Kindes über die oft nur augenblickliche Adoptions-
freudigkeit der Ehepartner stellen müssen.

Bei einer infausten Prognose händigen wir zunächst den Ehepartnern ein
Merkblatt aus und machen sie auf das Studium folgender Schriften aufmerksam:

Richtlinien für die Adoptionsvermittlung, ZUR NIEDEN: Die Adoptionsvermittlung, GLÄSSING: Voraussetzungen der Adoption, DOEPFMER und BORELLI:
die Adoption.

Die Indikation zur Adoption

Trotz Heranziehung aller diagnostischen Maßnahmen ist die Prognose vieler Fertilitätsstörungen oft sehr schwierig. Gerade bei den zweifelhaften ärztlichen Indikationen werden
manche Andrologen mit dem Rat zu einer Adoption zunächst zurückhaltend sein und alle
therapeutischen Möglichkeiten ausschöpfen (SCHIRREN). Dabei müssen wir von der Tatsache
ausgehen, daß ohne Hypoplasie und bei postpuberalen Schäden ohne Atrophie der Hoden
eine gute Regenerationsfähigkeit des Tubulusepithels besonders nach Hungerzuständen,
schweren Allgemeinkrankheiten oder Insulten durch ionisierende Strahlen (MACLEOD) bestehen kann. Bei allen, den Untersuchungen kurze Zeit vorausgegangenen Krankheiten oder
Traumen sollte eine Adoption im Falle von Hoden- oder Nebenhodenveränderungen erst bei
Nachuntersuchungen nach einer Zeit von 2—4 Jahren zur Diskussion gestellt werden. Besonders bei Aspermien können sich infolge von temporären Störungen des Entleerungsmecha-
nismus widersprechende Befunde ergeben. Auch bei Azoospermien unbekannter Genese kann
sich das Tubulusepithel mit und ohne Behandlung nach Zeitspannen von mehreren Jahren
normalisieren (HELLINGA). Doch sind wir während der letzten Jahre in seltenen Fällen auch
dann für eine Kindesannahme eingetreten, wenn 5 Jahre lang eine Subfertilität beider Ehepartner mit den verschiedensten Behandlungen vorliegt oder selbst, wenn der Verdacht auf
eine sog. normospermatische Infertilität bei gleichzeitigem, offenbar normalem Befund der

Ehefrau besteht. Immer wieder machen wir die Erfahrung, daß Befunde ohne nachweisbare pathologische Veränderungen bei Mann und Frau aus heute noch unbekannten Gründen keine Garantie für das Zustandekommen einer Konzeption bilden.

Tabelle 1. *Fragliche persönliche Indikationen*

1. Kittung einer zerrütteten Ehe.
2. Nur ein Ehepartner wünscht eine Adoption.
3. Suche nach einem Spielgefährten für ein eigenes kränkliches Kind.
4. Wunsch nach einem Kind aus Angst vor der Einsamkeit und dem Unversorgtsein im Alter.
5. Enkelersatz bei Ehepartnern über 50 Jahre.
6. Legitimation für die gesellschaftliche Vollwertigkeit.
7. Kinderwunsch als Ersatz für billige Arbeitskräfte z. B. bei unrentablen Bauernhöfen.
8. Adoptionswunsch von einer unverheirateten oder verwitweten Frau.

Bei den fraglichen persönlichen Indikationen (Tab. 1) ist die Entscheidung für Ärzte sehr schwer; daher sollten beim Vorliegen derartiger anamnestisch erhobener Situationen die Fürsorgerinnen der Adoptionsvermittlungsstelle einen ausführlichen Bericht von dem Arzt erhalten. Nach den Erfahrungen aller an den Adoptionen Beteiligten kann eine Adoption nur in seltenen Fällen schwere Ehezwistigkeiten beseitigen und eine Bindung des einen Ehepartners an das eigene Heim zustande bringen.

Dem auch noch so begreiflichen Wunsche Einzelstehender auf eine Adoption sollte in der Regel nicht stattgegeben werden, da gerade ein Adoptivkind einen Anspruch auf Vater *und* Mutter hat.

Rechtliche Fragen

Innerhalb der bürgerlichen Rechtsordnung hat sich entsprechend den vielen Wandlungen der Gesellschaftsformen gerade das Adoptionsrecht häufig geändert. So wurden die Adoptionsbestimmungen des BGB 1933, 1938, 1948, 1957 und 1961 reformiert (Happe) und weitere wesentliche Reformierungen bahnen sich an.

Die Schöpfer des BGB sahen in der Adoption in erster Linie den Zweck, einer kinderlosen Ehe zu helfen. Entgegen früheren Zeiten ist die Adoption Erwachsener heute zugunsten der Adoption von Kindern meist unter 5 Jahren in den Hintergrund getreten. Früher suchte man durch die Adoption nach würdigen Nachfolgern. Bedeutende römische Kaiser waren Adoptivsöhne wie Trajan, der Adoptivsohn von Nerva und Oktavian, der spätere Kaiser Augustus, der Adoptivsohn von Cäsar. Auch adoptierte der kinderlose Kaiser Augustus 3 erwachsene Jünglinge.

Nach den ,,Richtlinien für die Adoptionsvermittlung'' sind die wichtigsten gesetzlichen Grundlagen für die Kindesannahme:

Das bürgerliche Gesetzbuch — BGB —, insbesondere die §§ 1741 bis 1772 und die allgemeinen Vorschriften des Namens-, Familien- und Erbrechts,

Der Artikel 22 des Einführungsgesetzes zum BGB — EGBGB —,

das Gesetz über die Angelegenheiten der Freiwilligen Gerichtsbarkeit — FGG —, insbesondere die §§ 65 bis 68,

das Gesetz über die Jugendwohlfahrt vom 11. 8. 1961 — JWG — (Bundesgesetzbl. Seite 1205), insbesondere die §§ 1 bis 4; 27 bis 36; 38 Abs. 3 und 48,

das Gesetz über die religiöse Kindererziehung vom 15. 7. 1921 (Reichsgesetzbl. Seite 939),

das Gesetz über die Vermittlung der Annahme an Kindes Statt vom 29. 3. 1951 (Bundesgesetzbl. Seite 214).

Durch den § 1754 Abs. 2, Ziffer 2 BGB wird mit Recht die Erwachsenen-Adoption erschwert, damit dadurch Auswüchse wie das Einschleichen und Einkaufen eines Adoptivkindes als aktiver Teil z. B. in ein Adelsgeschlecht verhindert wird. Ebenso ist mit Recht die Adoption bei eigenen ehelichen Nachkommen aufgrund des § 1744 mit Schwierigkeiten verbunden.

Ein Mindestalter von früher bei 50 Jahren und später bei 35 Jahren besteht heute erfreulicherweise nicht mehr. (§ 1745b) Ärztliche Atteste sind bei infertilen Ehepartnern unter 35 Jahren gesetzlich nicht erforderlich, sie erleichtern und beschleunigen jedoch wesentlich den Ablauf.

Nach dem § 1744, Satz 3 BGB muß der Adoptierte minderjährig sein.

Wer verheiratet ist, kann nur mit Einwilligung seines Ehegatten an Kindes Statt annehmen. Wenn sich bei der ärztlichen Konsultation einer der beiden Ehepartner (nach eigenen Erfahrungen häufiger die Ehefrau) gegen eine Adoption sträubt, sollte man von dieser Maßnahme abraten.

Frühere mündliche oder schriftliche Zusagen sind nicht verbindlich. Lediglich die Einwilligungserklärungen vor einem Gericht oder vor einem Notar sind beim Abschluß des Adoptionsvertrages unwiderruflich. Ein Blanko-Einverständnis des gesetzlichen Vertreters zu einer Adoption für ein später noch ausfindig zu machendes Ehepaar ist nicht zulässig.

Nachdrücklich ist zu betonen, daß das Gericht bei der Bestätigung nicht den Nutzen und die Vorteile der Adoption für die Eltern und das Kind zu prüfen hat, sondern nur die gesetzlichen Erfordernisse.

Hinweise zur Adoptionsvermittlung

Die rechtliche Abwicklung der Adoption (das Adoptionsrecht) und die Vermittlung der Adoption sind grundverschiedene Vorgänge, die oft miteinander verquickt werden. Lediglich die Adoptionsvermittlung kümmert sich durch mühevolle Kleinarbeit um die Anlagen, die Gesundheit, die finanziellen und persönlichen Verhältnisse bei den Adoptiveltern und bei dem Adoptivkind sowie bei den leiblichen Eltern. Nur die Adoptionsvermittlungsstelle schafft die Voraussetzungen für das Gelingen der Adoption.

Nach den Angaben der statistischen Jahrbücher stieg die Zahl der Adoptionen von 4279 im Jahre 1954 auf 9898 im Jahre 1959. Seit dieser Zeit beträgt die Zahl jährlich zwischen 8000 bis 10000. Nach HAPPE kommen auf 8000 Adoptionen 3000 mit Verwandten- oder Freundesadoptionen. Bei den 5000 künstlich hergestellten Fremdadoptionen entfallen 50% auf Adoptionen langjähriger Pflegekinder und 50% auf echte Adoptionsvermittlungen.

Bei jedem Rat zur Adoption müssen wir uns klar machen, daß für 10 adoptionsfreudige Ehepartner nur 1 adoptionsfähiges Kind (in den USA ist die Verhältniszahl 15:1) zur Verfügung steht, hingegen kommen auf ein dunkelhäutiges Ehepaar 15 adoptionsfähige dunkelhäutige Kinder.

Die Adoptionsvermittlungen stellen eine sehr verantwortungsreiche und auf große Erfahrungen sich stützende Tätigkeit dar. Grundsätzlich sollten wir unsere Patienten nur an größere, konfessionelle Adoptionsstellen oder an größere Jugendamter verweisen, die besondere Abteilungen mit entsprechenden Fachkräften besitzen. Wir sollten daher unabhängig von der Entfernung nur solche Vermittlungsstellen empfehlen, die Fürsorger mit langjähriger Erfahrung besitzen und die bei jedem Kinde psychologische und pädiatrische Gutachten anfertigen lassen. Die gründliche Untersuchung der Adoptiveltern kann manchmal auf Schwierigkeiten stoßen. Wir Ärzte müssen bereits die Adoptiveltern darauf aufmerksam machen, daß das Adoptivkind das gleiche Recht auf gesunde Eltern wie die Eltern auf ein gesundes Kind haben. Die eingehende Informierung über die Adoptiveltern von Seiten der Vermittlungsstelle liegt im Interesse aller Beteiligten. Aus der Gründlichkeit der Nachforschungen bei den Eltern läßt sich ermessen, wie sorgfältig auf der anderen Seite die Eignung des Kindes von guten Adoptionsstellen geprüft wird.

Nicht-behördlichen Vermittlungsstellen — also konfessionellen Vermittlungsstellen — muß man in manchen Fällen deswegen den Vorzug geben, weil die behördlichen Stellen oft unterstützungsbedürftige und damit das Kreisamt finanziell belastende Kinder unterbringen und so Geld sparen wollen. Sparmaßnahmen können jedoch keine Adoption rechtfertigen!

Eine strittige, oft umgangene Richtlinie besteht in der Einwilligung der Eltern oder der unehelichen Mutter zur Adoption erst nach einem gewissen Alter eines Kindes. Einige Behörden verlangen ohne Zweifel aus berechtigten Gründen 1 Jahr, andere befürworten zum Wohle des Kindes die umgehende Überführung des Kindes nach der Geburt in die Adoptionsfamilie. Beide Möglichkeiten haben ihr Für und Wider. Doch sollte streng geprüft werden, ob einige Monate nach der Geburt die uneheliche Kindesmutter ihr Kind noch hergeben will.

Nachdrücklich sei auf das Risiko von Auslandsadoptionen hingewiesen. Bei diesen Vermittlungsverfahren muß eruiert werden, warum keine einheimischen Kinder adoptiert werden. In seltenen Fällen wendet sich ein Ehepaar ins Ausland, weil man aus charakterlichen und sozialen Gründen im eigenen Lande die Adoption verweigerte.

Bei rassischen Unterschieden sollten wir ganz strenge Maßstäbe anlegen. Stets sollte eine international anerkannte Vermittlungsstelle in der Vorprüfung die sozialen Verhältnisse auskundschaften und vor allem die unterschiedlichen Adoptionsgesetze prüfen. In Frankreich wird grundsätzlich das Mindestalter von 35 Jahren und die Kinderlosigkeit gefordert. In England und in Holland verlangt man unbegreiflicherweise nach 3 Jahren Probezeit eine nochmalige Einwilligung der Kindesmutter.

Ausländischen Adoptionsbewerbern erleichtert man häufig auf Grund der jetzigen guten Verhältnisse die Adoption. So gelang es einem amerikanischen Patienten von mir, innerhalb eines halben Jahres drei Jungen im Alter von 8—10 Jahren zu adoptieren.

Wegen des Kindermangels in den Adoptionsstellen beschritt ein anderes amerikanisches Ehepaar folgenden Weg: Sie nahmen ein deutsches Mädchen, das von einem amerikanischen Soldaten ein Kind erwartete, bei gutem Gehalt, bei wenig Arbeit und der Bezahlung der Entbindungskosten, unter der Bedingung in ihr Haus, daß sie unmittelbar nach der Geburt das Kind zur Adoption erhalten. Bei diesem anscheinend großzügigen, aber doch letztlich abzulehnenden Verhalten setzt man das Mädchen moralisch einem Druck aus, da nach der Geburt keine freie Entscheidung mehr möglich ist.

Meist sollten wir bei Kindern über 10—12 Jahren von einer Auslandsadoption abraten, weil sich in diesem Alter Kinder in dem fremden Land, mit der neuen Sprache und mit den vielfach grundverschiedenen Erziehungsmethoden oft schwer zurecht finden. Bei Kleinstkindern ist das Wagnis einer Auslandsadoption nicht so groß.

Von einer privaten Adoptionsvermittlung, die gesetzlich nur in einem beschränkten Umfange erlaubt ist, sollte man allen adoptionsfreudigen Eltern abraten. Betrachtet man täglich Zeitungsinserate, so gewinnt man den Eindruck, daß der „Adoptionsmarkt" auch heute ebenso wie vor dem Kriege floriert. Selbst in einigen ärztlichen Wochenschriften finden sich heute noch regelmäßig Inserate mit folgendem Inhalt: Diskrete Entbindung. Daueraufenthalt für Schwangere, Mutter und Kind. Sofortige Adoption. In Privatfrauenklinik . . .

Nachdenklich stimmt uns auch, daß uns selbst in zahlreichen Großstädten keine Adoptionsvermittlungsstellen mit entsprechenden Fachkräften zur Verfügung stehen und daß wir dadurch zahlreiche Kinder keiner optimalen Adoption zuführen können.

Einwände gegen Adoptionen von Seiten der Adoptiveltern

Unsachliche Einwände gegen eine Adoption sollten in erster Linie von Ärzten und nicht von Fürsorgerinnen zerstreut werden.

Bei der so wünschenswerten Inkognito-Adoption läßt sich in manchen Fällen die Herkunft des Kindes nicht mehr ermitteln und die Anamnese im Hinblick auf durchgemachte Krankheiten der leiblichen Eltern erheben. Aus diesem Grunde befürchten viele Adoptiveltern ungünstige Anlagen oder Krankheiten bei diesen Kindern, sofern keine pädiatrischen oder amtsärztlichen Untersuchungen vorliegen. In der Regel lassen sich jedoch ebensowenig wie bei eigenen Kindern sichere Vorhersagen über die spätere körperliche und geistige Entwicklung machen.

Die Auffassungen über die Bedeutung von Vererbung und Umwelt sind auch heute nicht einheitlich. Augustinus sagte: „Gebt mir ein Kind die ersten 5 Jahre und ihr könnt es nicht mehr von seiner Bahn abbringen." Dieser Auffassung sind die unseres Erachtens richtigen Worte Goethes entgegenzuhalten:

„So wie der Tag, der dich der Welt verliehen,
die Sonne stand im Zeichen der Planeten,
so bist du fort und fort gediehn,
nach dem Gesetz, nach dem du angetreten;
und keine Macht der Welt zerstückelt
geprägte Form, die lebend sich entwickelt,
ihr kannst du nicht entfliehn;
So sprachen schon Sibyllen und Propheten."

Wenn auch bei Kindern in den ersten Lebensmonaten keine psychologische Untersuchung möglich ist, so raten wir doch im Hinblick auf die geringeren Störfaktoren in der psychischen Anamnese zu einer Adoption während des ersten Lebensjahres. Je kleiner und hilfloser das zur Adoption freigegebene Kind ist, desto stärker ist der Appell an die Hilfsbereitschaft und Hingabefähigkeit der Eltern.

Viele sog. Super-Eltern wünschen sich ein Super-Kind mit allen Ansprüchen wie z. B. Waisenkinder aus einem gediegenen sozialen Milieu. Im Hinblick auf die geringe Zahl der adoptionsfähigen Kinder lassen sich diese Forderungen nur selten realisieren. Hervorzuheben ist jedoch, daß nach allen Erfahrungen der zahlreichen in der Adoption Tätigen bei adoptierten Kindern das niedrige Milieu keine Rolle für die spätere Entwicklung spielt. PONGRATZ fand selbst bei Kindern von Prostituierten im Falle frühzeitiger optimaler Unterbringung keine Hinweise für eine ungünstigere Entwicklung als bei anderen Kindern.

Manche Eltern fragen nach einer Befristung des Adoptionsverhältnisses. Für eine Adoption kennen wir nur eine Probezeit am günstigsten bis zu einem Jahr, jedoch keine Befristung, die nur bei der von uns abgelehnten Pflegekindschaft möglich ist. Die Pflegekindschaft dient lediglich der Versorgung und der Erziehung des Kindes und nicht der so wünschenswerten Herstellung eines engen Familienbandes.

Häufig berichten Ehepartner von mißlungenen Adoptionen aus ihrem Bekanntenkreis. Dies beruht ohne Zweifel auch darauf, daß ähnlich wie bei anderen Institutionen negative Auswüchse ungleich viel nachhaltiger in die Öffentlichkeit dringen als die segensreichen Auswirkungen. So erzählten mir in der Sprechstunde unabhängig voneinander ein Arzt, ein Lehrer und ein Angestellter von einer Adoption, bei der ein mit 5 Jahren adoptiertes Mädchen 2 Jahre später erblindete. Solche Vorkommnisse wiegen schwer bei dem Entschluß zu einer Adoption. Doch gehört zu jeder Adoption wie auch zum eigenen Kindersegen ein gewisser Mut, da das Leben in seiner Entwicklung in Abhängigkeit vom Alter, von beruflichen und finanziellen Gegebenheiten vielfältiger, widerspruchsvoller und unberechenbarer ist, als es manchen, meist jungen nur von dem einen Wunsch nach einem eigenen Kind beherrschten Eheleuten erscheint.

Andere Ehepaare befürchten — wieder andere hoffen auch — aufgrund von Mitteilungen in Laienzeitschriften, daß durch die Adoption eine psychogen bedingte Sterilität zu beseitigen ist und eigene nachkommende Kinder gegebenenfalls später Unstimmigkeiten mit dem Adoptivkinde haben.

HANSON und ROCK, BANKS, TYLER, BONAPART und GRANT sowie ARONSON und GLIENKE widerlegten aufgrund umfangreicher Nachuntersuchungen den angeblich begünstigenden Faktor der Adoption für eine spätere Konzeption innerhalb der Ehe. HANSON und ROCK konnten bei 202 Adoptiveltern 15 eigene nach der Adoption geborene Kinder feststellen. Unter der gleichen Anzahl von Ehepartnern, die aufgrund einer ärztlichen Untersuchung möglicherweise infertil waren und kein Kind adoptierten, fanden sich 21 Kinder. BANKS wies nach einer Adoption nur bei 4 von 94 Adoptiveltern eigene nach. Im eigenen Untersuchungsgut erhielten von 122 Adoptiveltern noch 6 Ehepaare den Wunsch nach einem eigenen Kinde erfüllt. Meist wird die Bindung des Adoptivkindes an die Adoptiveltern so eng, daß nur selten zwischen dem Adoptivkind und dem später geborenen eigenen Kind Konflikte entstehen.

Ein Regierungsrat aus einer Kleinstadt lehnte die Adoption deswegen ab, weil dadurch der „Makel" einer bestehenden Zeugungsunfähigkeit bzw. Befruchtungsunfähigkeit bei einem der Ehepartner offenbar werde.

Eigene Ergebnisse

Gemeinsam mit HAMELBECK untersuchten wir zwecks Bestätigung der Ergebnisse anderer Autoren (Tab. 2) 5—15 Jahre nach der Adoption 117 Adoptiv- und 26 Pflegeelternpaare sowie 125 Adoptivkinder, davon 3 Geschwisterpaare und 29 Pflegekinder, davon 3 Geschwisterpaare.

Mit Hilfe eines umfangreichen Fragebogens erforschten wir Eigenschaften und Besonderheiten des Kindes, des Vaters und der Mutter, sowie der Adoptiveltern.

Tabelle 2. *Das Gelingen von Adoptionen aufgrund von Nachuntersuchungen verschiedener Autoren*

	Zahl der unters. Adoptivkinder	Ausgang der Adoption		
		günstig %	mäßig %	ungünstig %
ZUR NIEDEN	124	91	—	9
KRÖMER	134	79	4,5	15,5
KATTENBUSCH	138	85	—	15
SIEGRIED	148	78	—	22
REISINGER	100	77	1	22
eigene Untersuchungen	125	89	9	2

70% der Adoptiveltern wünschten ein Mädchen. Das durchschnittliche Aufnahmealter der Adoptivkinder betrug 2 Jahre und das der Pflegekinder 6 Jahre. Von den untersuchten Kindern waren nur 9% ehelich geboren. 5% der Kindesmütter wünschten ihr Kind wieder zu haben. Bei der Einwilligung zur Adoption waren die Kindesmütter durchschnittlich 27 Jahre alt.

Die Ehepartner waren bis zu dem Entschluß zur Adoption im Durchschnitt $13^1/_2$ (!) Jahre verheiratet. Das mittlere Alter der Adoptivväter betrug 43 Jahre und das der Adoptivmütter 40 Jahre.

Tabelle 3. *Ausgang der Adoption bzw. der Pflegekindschaft aufgrund der Befragung von Kindern und Eltern*

Urteil	zufrieden	bedingt zufrieden	unzufrieden
Adoptiveltern	117	3	2
Adoptivkinder	122		3
Pflegeeltern .	18		8
Pflegekinder .	26		3

In 28 Fällen kam infolge von Krankheiten oder Erziehungsschwierigkeiten nach einer Probezeit von 2 Jahren keine Adoption zustande.

Bei der Aufklärung über die Herkunft der Kinder durch die Adoptiveltern waren 4% der Adoptivkinder in ihrer Einstellung zurückhaltend und bei 2% war eine Entfremdung spürbar.

In den Tab. 3 und 4 sind die Ergebnisse über den Ausgang der Adoptionen bei Pflegekindschaft und Adoption sowie das Gelingen im Hinblick auf die charakterlichen, körperlichen und geistigen Eigenschaften aufgezeigt.

Tabelle 4. *Gesamtausgang der Adoption unter Berücksichtigung der charakterlichen, körperlichen und geistigen Entwicklung der Kinder*

Urteil	gut %	mäßig %	schlecht %
Gesamtausgang	89	9	2
Körperliche Eigenschaften	100	—	—
Charakterliche Eigenschaften	91	7	2
Geistige Eigenschaften	80	18	2

Folgerungen aus den eigenen Untersuchungen

Unsere günstigen Ergebnisse im Vergleich zu denen anderer Autoren führen wir auf folgende Punkte zurück:

1. Alle eigenen Untersuchungen stellten wir bei Kindern der gleichen konfessionellen Vermittlungsstelle an. Ihre Fürsorgerinnen verfügen über langjährige Erfahrungen.

2. Jede Adoption erfolgte erst nach einer gründlichen kinderärztlichen oder amtsärztlichen Untersuchung.

3. Die Adoptionen gingen zum überwiegenden Teil während der ersten drei Lebensjahre vor sich.

4. Bis zu einer Adoption verstrich eine Probezeit von 2—3 Jahren.

Das Gelingen der meisten Adoptionen ist auch darauf zurückzuführen, daß adoptionsfreudige Eltern über dem Durchschnitt stehen und verantwortungsbewußter sind als Eltern, die ihre Kinder als selbstverständlichen Besitz hinnehmen. Wesentlich ist bei allen Adoptionen die enge Zusammenarbeit von Gynäkologen und Andrologen mit den Fürsorgestellen. In der Regel sollte der Arzt den Vermittlungsstellen einen Brief mitgeben, in dem er die ärztliche und persönliche Indikation aus seiner Sicht eingehend darstellt. Bedenklich an unseren Untersuchungsergebnissen ist das durch die früheren Bestimmungen bedingte hohe Alter der Adoptivväter (43 Jahre) und der Adoptivmütter (40 Jahre). Ebenso nachteilig ist die lange Ehedauer von $13^1/_2$ Jahren! bis zur Adoption. Diese sehr lange Zeit ist ohne Zweifel auch dadurch bedingt, daß möglicherweise nicht indizierte verschiedenartige Behandlungen vorausgegangen sind oder diese Patienten vertröstet wurden, anstatt richtig aufgeklärt zu werden. 75% der Kindesmütter hatten keinen Beruf erlernt. In keinem der von uns nachuntersuchten Fälle wirkte sich diese Tatsache negativ auf die charakterlichen und geistigen Eigenschaften aus.

Zusammenfassung

Die Adoption sollte in der Regel der Pflegekindschaft vorgezogen werden, die zu keiner dauernden Familienzusammengehörigkeit führt. Nachdrücklich warnen wir vor privaten Kindesannahmen. Nur durch behördliche oder konfessionelle Adoptionsvermittlungsstellen mit fachkundigen und erfahrenen Fürsorgerinnen sind gründliche Erhebungen, Nachforschungen und entsprechende ärztliche Untersuchungen der leiblichen Eltern, der Adoptivkinder und der Adoptiveltern gewährleistet.

Eigene Nachuntersuchungen ergaben, daß von 122 Adoptiveltern 117 mit der Adoption zufrieden, 3 bedingt zufrieden und nur 2 unzufrieden und von 125 Adoptivkindern 122 mit der Adoption zufrieden waren. Unsere Ergebnisse fielen günstiger aus als die Nachuntersuchungen anderer Autoren. Diese Tatsache führen wir darauf zurück, daß alle Adoptionen von der gleichen Adoptionsvermittlungsstelle mit gut ausgebildeten Fürsorgerinnen, eine vorherige kinderärztliche und amtsärztliche Untersuchung der Adoptivkinder und der Adoptiveltern, die Aufnahme meist während der ersten drei Lebensjahre und nach einer Probezeit von 2—3 Jahren bis zu der Adoption erfolgten.

Literatur

ARONSON, H. G., and C. F. GLIENKE: Fertil. and Steril. 14, 547 (1963).

BALINT, M.: Der Arzt, sein Patient und die Krankheit. Stuttgart: Klett 1957.

BANKS, A. L.: Fertil. and Steril. 12, 438 (1961). — Int. J. Fertil. 7, 23 (1962).

BERGMANN, A.: Internationales Ehe- u. Kindschaftsrecht, 3. Aufl. München und Berlin 1959.

DOEPFMER, R., u. S. BORELLI: Die Adoption, i. Handbuch Haut- u. Geschl.-Krkh. v. J. JADASSOHN, Ergänzungswerk. Berlin-Göttingen-Heidelberg: Springer 1960. (Hier weitere Lit.-Ang.)

HAMELBECK, S.: Katamnestische Untersuchungen zur Frage des Gelingens von Adoptionen. Diss. Bonn 1962.

HAPPE, G.: Mitt. d. Arbeitsgemeinsch. für Jugendpflege u. Jugendfürsorge 1962, 14.

HELLINGA, G.: Hormon 15, 7 (1962); Int. J. Fertil. 4, 10 (1959).

KIESSLING, W.: Beiträge Fertil. u. Steril. Z. Geburtsh. Gynäk. 157, 186 (1961).

MacLEOD, J.: J. Amer. Med. Ass. 187, 637 (1964).

MENDE, U.: Mitt. d. Arbeitsgemeinsch. für Jugendpflege u. Jugendfürsorge 1962, 14.

NIEDEN ZUR, M.: Münch. med. Wschr. 1951, 829; Fremdes Kind wird eigenes Kind. Stuttgart: Klett 1951; Die Adoptionsvermittlung. Köln-Berlin: C. Heymanns 1959.

PONGRATZ, L.: Prostituiertenkinder. Stuttgart: Fischer 1964.

SCHIRREN, C.: Die Fertilität des Mannes (Andrologie) i. Almanach f. d. Frauenheilkunde 1964. München: Lehmann.

TYLER, E. T., J. BONAPART, and J. GRANT: Fertil. and Steril. 11, 581 (1960).

Aussprache

Herr SCHIRREN (Hamburg):

Wenn die Adoption eines Kindes von mir empfohlen wird, weil eine Therapie des Ehemannes nicht mehr möglich ist, dann bediene ich mich sehr gern der Hilfe von seiten der Kirche. Ich versichere mich im Gespräch mit beiden Eheleuten, ob sie zu ihrem Pastoren ein persönliches Verhältnis haben. Wenn das der Fall ist, empfehle ich den Eheleuten, sich mit dem Pastor über diese Frage der Adoption eingehend auszusprechen, um gewissermaßen im persönlichen Gespräch mit einer bekannten Vertrauensperson an die Adoption herangeführt zu werden. Hier wirkt sich die Funktion des Seelenhirten außerordentlich günstig aus. Ich

übersehe eine ganze Anzahl von Patienten, die auf diese Weise adoptiert haben und die mit
dieser Adoption sehr glücklich in ihrer Ehe geworden sind. Zum Teil haben sie später sogar ein
zweites Kind adoptiert. Der von mir aufgezeigte Weg verhindert nicht die rechtliche Adoption
über die Jugendbehörde, aber dieser Weg ermöglicht etwas persönlichere Verhältnisse, als sie
normalerweise im Bürobetrieb gegeben sind.

Herr MATNER (Frankfurt/M.):

Sie haben dafür plädiert, daß die Eheleute in jüngeren Jahren ein Kind adoptieren sollen.
Ist damit nicht eine große Gefahr gegeben, daß, wenn aus dieser Ehe noch ein eigenes Kind
hervorgeht, nun das Adoptivkind zurückgesetzt wird ?

Herr DOEPFMER (Bonn):

Nach meinen Erfahrungen wächst das adoptierte Kind mit dem ehelich gezeugten in eine
Gemeinschaft hinein, in eine Familie, so daß sich keinerlei Schwierigkeiten einstellen. Ich übersehe 6 Fälle, in denen ein glänzendes Verhältnis der Kinder untereinander und mit den Eltern
gegeben ist. Wir raten nie zu einer Adoption, bevor 2 Ehejahre vergangen sind.

Herr MAU (Hamburg):

Das Gesetz schreibt nach meiner Kenntnis vor, daß die Ehepartner mindestens 35 Jahre
alt sein müssen.

Herr DOEPFMER (Bonn):

Das trifft für das Ausland zu, in Deutschland ist es glücklicherweise nicht mehr so.

Herr HORNSTEIN (Düsseldorf):

Die 2jährige Probezeit bringt manche Adoptionseltern in eine schwierige Situation. Die
Adoptiveltern sagen dann leicht, daß sie das Kind 2 Jahre lang hätten, wobei sie ständig
befürchten müssen, es würde ihnen wieder genommen. In Nordrhein-Westfalen ist diese
Probezeit von 2 Jahren obligatorisch; ich habe manches Adoptivelternpaar gesehen, das unter
diesen Aspekten vor der Adoption zurückschreckte. In Hessen kann man dagegen sehr viel
schneller adoptieren.

Herr DOEPFMER (Bonn):

In Holland wird nach einer 3jährigen Probezeit die uneheliche Mutter des Kindes nochmals
gefragt, ob sie bereit ist, endgültig auf das Kind zu verzichten.

Herr SCHIRREN (Hamburg):

Für Hamburg und Schleswig-Holstein gilt $^1/_2$ Jahr Probezeit. Dieses $^1/_2$ Jahr ist nach meiner
Auffassung unbedingt notwendig, damit die Eltern feststellen können: Sind wir in der Lage,
uns auf dieses Kind, das nicht von uns selbst stammt, sondern das wir adoptieren wollen,
einzustellen und es in unsere Familie aufzunehmen ?

Herr HARTUNG (Hannover):

Hinweis auf die für den Arzt auftretenden Komplikationen, die sich aus der heterologen
Insemination ergeben. Der Entwurf der Neuen Strafrechtsordnung sieht Bestrafung auch des
Arztes vor.

Sachverzeichnis

Anschriften der Diskussionsredner

ADAM, W., Priv.-Doz. Dr., Univ. Hautklinik, *74 Tübingen*.

BORELLI, S., Prof. Dr. Dr., Univ. Hautklinik, *8 München*, Frauenlobstr. 9.

BRETT, R., Prof. Dr., *2 Hamburg* 36, Neuer Wall 46.

FEGELER, F., Prof. Dr., *44 Münster*, Univ. Hautklinik, v. Esmarchstr.

GÖTZ, H., Prof. Dr., *43 Essen*, Hautklinik.

HARTUNG, J., Prof. Dr., *3 Hannover-Linden*, Hautklinik.

HEITE, H.-J., Prof. Dr., *78 Freiburg i. Brsg.*, Univ. Hautklinik.

HEUER, D., Dr. med., *2 Hamburg-Fuhlsbüttel*, Fehrsweg 4.

KADEN, R., Prof. Dr., *1 Berlin* N 65, Hautklinik der Freien Universität.

KIMMIG, J., Prof. Dr. Dr., *2 Hamburg 20*, Univ. Hautklinik, Martinistr. 52.

LEWKE, J., Prof. Dr., *67 Ludwigshafen*/Rhein, Hautklinik.

MATNER, Th., Dr. med., *6 Frankfurt*/Main, Univ. Hautklinik.

MAU, H. H., Dr. med., *2 Hamburg-Bergedorf*, Weidenbaumweg 19.

SCHIRREN, C. G., Prof. Dr., *8 München 15*, Dermatolog. Univ. Klinik, Frauenlobstraße 9.

STEENO, O., Dr. med., *Leuwen*/Belgien, Endokrinolog. Abteilung/ Klinik voor Inwendige Geneeskunde, Kapucijnen Voer 35.